冠状动脉搭桥术知识问答

王 兵 张念峰 编著

金盾出版社

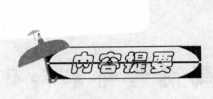

内容提要

　　书中简要介绍了冠心病的病因、分类、临床表现、辅助检查、治疗方法和冠状动脉造影术；详细介绍了冠状动脉搭桥术的适应证、禁忌证、术前准备、术后护理、注意事项，以及冠状动脉搭桥术的操作过程和术后的养护调理方法等。本书内容全面，资料丰富，图文并茂，通俗易懂，实用性强，可供冠心病患者和家属阅读参考。

图书在版编目（CIP）数据

　　冠状动脉搭桥术知识问答/王兵，张念峰编著. — 北京：金盾出版社，2014.2
　　ISBN 978-7-5082-8735-5

　　Ⅰ.①冠…　Ⅱ.①王…②张…　Ⅲ.①冠心病—心脏外科手术—问题解答　Ⅳ.①R654.2-44

　　中国版本图书馆 CIP 数据核字（2013）第 211471 号

金盾出版社出版、总发行
北京太平路 5 号（地铁万寿路站往南）
邮政编码：100036　电话：68214039　83219215
传真：68276683　网址：www. jdcbs. cn
封面印刷：北京凌奇印刷有限责任公司
正文印刷：北京军迪印刷有限责任公司
装订：兴浩装订厂
各地新华书店经销
开本：850×1168 1/32　印张：7.5　字数：155 千字
2014 年 2 月第 1 版第 1 次印刷
印数：1～6 000 册　定价：19.00 元
（凡购买金盾出版社的图书，如有缺页、倒页、脱页者，本社发行部负责调换）

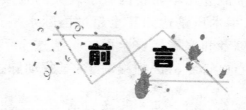

前　言

　　冠状动脉粥样硬化性心脏病（简称"冠心病"），其发病率呈逐年增高的趋势，严重地影响了人们的身体健康，且死亡率位于十大疾病之首。世界卫生组织在《1997年世界卫生报告》中指出：1996年造成死亡人数最多的十大疾病排列名次是冠心病730万人，癌症630万人，脑血管病460万人，急性呼吸道感染390万人，结核病300万人，慢性肺障碍性疾病290万人，腹泻（包括痢疾）250万人，疟疾210万人，艾滋病150万人，乙型肝炎120万人。因此，应提高人们对心血管疾病的防治意识，从自己做起，爱护心脏，保护心脏，益寿延年。

　　冠心病通常表现为心绞痛、心律失常；严重时可发生心肌梗死、心力衰竭，甚至猝死。治疗冠心病的方法有药物治疗、介入治疗和外科治疗，冠状动脉搭桥就是其中行之有效的一种治疗方法。冠状动脉搭桥是取患者自身的一段正常血管，吻合在升主动脉和冠状动脉狭窄病变的远端，使主动脉的血液通过移植的血管桥顺利到达冠状动脉狭窄的远端，恢复心肌的正常供血，达到解除心绞痛，改善生活质量，防止严重并发症的目的。冠状动脉搭桥虽然是一个大的心脏手术，但其成功率已达到99%以上。该手术最近几年在我国有了较大的发展，手术人数逐年上升，手术质量达到甚至超过国际水平。为了让广大冠心病患者和家属能够全面的了解这个手术的情况，我们组织心血管专科医师编写了《冠状动脉搭桥术知识问答》一书。

书中简要介绍了冠心病的病因、分类、临床表现、辅助检查和冠状动脉造影术；详细介绍了冠状动脉搭桥术的适应证、禁忌证、术前准备、术后护理、注意事项，以及冠状动脉搭桥术的操作过程和术后的养护调理方法等。本书内容全面，资料丰富，图文并茂，实用性强，可供冠心病患者和家属阅读参考。

本书在编写过程中，参考了一些学者的有关著作，在此向他们表示感谢。因作者水平有限，不当之处敬请读者批评指正。

作　者

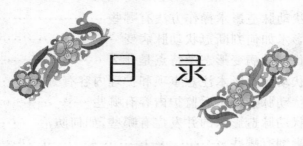

目 录

一、基础知识

三、冠状动脉搭桥术后的养护与调理

附录　冠心病临床检查项目

一、基础知识

1. 什么是冠状动脉

　　心脏的形状如一倒置的、前后略扁的圆锥体,如将其视为头部,则位于头顶部、几乎环绕心脏一圈的动脉血管叫做冠状动脉,恰似一顶王冠,这就是其名称的由来(图1)。冠状动脉起始于主动脉根部,分左右两支,行于心脏表面。

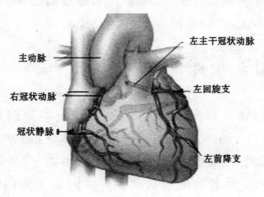

图 1　冠状动脉示意图

2. 冠状动脉的分布分为几型

冠状动脉是供给心脏血液的动脉,临床将冠状动脉的

1

分布分为右优势型、均衡型、左优势型。

(1)右优势型:右冠状动脉在膈面除发出后降支外,并有分支分布于左室膈面的部分或全部。

(2)均衡型:两侧心室的膈面分别由本侧的冠状动脉供血,它们的分布区域不越过房室交点和后室间沟,后降支为左或右冠状动脉末梢,或同时来自两侧冠状动脉。

(3)左优势型:左冠状动脉除发出后降支外,还发出分支供应右室膈面的一部分。

据我国对成年人调查显示,冠状动脉右优势型者约占65%,均衡型者约占29%,左优势型者约占6%。

上述分型方法主要依据冠状动脉的解剖学分布,但左心室的厚度在绝大多数心脏中大大超过右心室,所以从血液供应量来说,左冠状动脉永远是优势动脉。

3. 冠状动脉如何分支

冠状动脉一般分左、右两支,是升主动脉的第一对分支,分别开口于主动脉的左、右冠状动脉窦,但常有一支或数支直接起自主动脉右冠状动脉窦的小动脉,1907年西莫斯(Symmers)命名为副冠状动脉。欧洲及美洲国家报道出现率为4%~51%不等,平均36%。我国报道在14%~60%,平均42%,与日本的出现率相近。副冠状动脉是心脏本身四个重要侧支循环路径之一,在临床上具有重要的意义。

(1)左冠状动脉:左冠状动脉内径3~4毫米,为一短干,发自左主动脉窦,经肺动脉起始部和左心耳之间,沿冠状沟向左前方行 3～5 毫米后,立即分为前室间支和旋支。前室间支沿前室间沟下行,绕过心尖切迹至心的膈面与右冠状动脉的后室间支相吻合。主干长度一般为 0.5～1 厘米,多在左房室沟处分为前降支和回旋支,两分支之间常形成约 90°角。前降支为主干的延续,在分叉处或前降支起点分出室间隔支,以反 S 形沿前纵沟绕过心尖至后纵沟的下 1/3,主要供应左右心室前壁、室间隔、心尖等处的血液。回旋支沿左房室沟至后纵沟,向左达膈面,长短不一,分布区域常与右冠状动脉互相弥补,在左心室分出数支。左冠状动脉沿途发出以下分支。

①动脉圆锥支。分布至动脉圆锥。

②外侧支。分布于左室前壁大部及前室间沟附近的右室前壁。

③室间隔支。分布于室间隔前 2/3。旋支沿冠状沟左行,绕过心钝缘时发出粗大的左缘支分布于左心室外侧缘;至心后面时发出较小的分支分布至左心房与左心室。

(2)右冠状动脉:右冠状动脉起自右主动脉窦,内径约 2 毫米,经肺动脉根部及右心耳之间。右冠状动脉沿右冠状沟至心脏膈面上的后纵沟,主要在右房室沟内,成为后降支,在右心边缘分出右边缘支,供应右心室前后面血液,后降支则供应邻近左、右心室和室间隔的血液。房室结动脉大多来自右冠状动脉,是在心脏膈面房室交界区以垂直方向发出的一支动脉,但如左冠状动脉跨过或接近该交界区时,亦可来自左冠状动脉。窦房结动脉是一条较细长的分支,大多来自右冠状动脉,但亦可来自左冠状动脉的回旋支。右冠状动脉沿途发出以下分支。

①动脉圆锥支。分布于动脉圆锥,与左冠状动脉的同名支吻合。

②右缘支。此支较粗大,沿心下缘左行趋向心尖。

③窦房结支。在起点附近由主干分出(占 60.9%,其余 39.1%起自左冠状动脉)。

④房室结支。起自右冠状动脉,行向深面至房室结。

⑤后室间支。为右冠状动脉的终支,与左冠状动脉的前室间支相吻合,沿途分支至左、右心室后壁及分室间隔支至室间隔后 1/3。

(3)副冠状动脉:副冠状动脉大多为 1 支,但也可有 3 支;国内报道 1 支者平均为 42%,口径为 0.6～1.5 毫米者占 77%;浙江医科大学曾报告一例的口径反比右冠状动脉为粗,而国外报道有达 3 毫米者。施勒辛格(Schlesinger)等分析副冠状动脉有吻合支者占 37%,特别是可与前降支吻合,故当前降支闭塞时,能充分发挥它潜在性的功能,可供给阻塞远侧的心肌血液。

冠状动脉的各主支分布于心肌表面。其分支则沿心肌肌肉纤维分出属支,随心肌的深度而递减,其间的交通支愈在深层愈少见,一旦分支发生阻塞,部分心肌即缺血,甚至坏死。但是祖尔(Zoll)等认为,正常人有 9%在心肌中可有微小冠状动脉间交通支,因此有些人冠状动脉分支虽发生梗阻,也不致引起心肌梗死。这些分支与心房、心室相通。

心脏静脉系统分为浅静脉和深静脉两组,大部分血流汇至冠状静脉窦而流入右心房。此外,心肌至房室腔尚有小血管,部分血流即由此小血管直接进入心房和心室。在心肌深层有许多不规则薄壁而交错衔接的静脉状管,口径

50～250 微米,称为心肌窦状隙,与微血管和细动脉、细静脉相通,并可直接通入房室,故结扎冠状静脉窦后,心肌血液不致淤积,而可改道由心肌深静脉回流至房室或逆行注入心脏的细动脉中。

4. 冠状动脉与心脏有何关系

心脏的正常工作是靠冠状动脉供应血液来维持的。根据冠状动脉分支的走向及分布的位置,其营养心脏的部位如下。

(1)右心房、右心室:由右冠状动脉供血。

(2)左心室:其血液供应 50% 来自于左前降支,主要供应左室前壁和室间隔;30% 来自回旋支,主要供应左室侧壁和后壁;20% 来自右冠状动脉(右优势型),供应范围包括左室下壁(膈面)、后壁和室间隔。但左优势型时这些部位由左旋支供血;均衡型时由左右冠状动脉同时供血。

(3)室间隔:前上 2/3 由前降支供血,后下 1/3 由后降支供血。

(4)传导系统:窦房结的血液 60% 由右冠状动脉供给,40% 由左旋支供给;房室结的血液 90% 由右冠状动脉供给,10% 由左旋支供给;右束支及左前分支由前降支供血,左后分支由左旋支和右冠状动脉双重供血,所以临床上左后分支发生传导阻滞较少见。左束支主干由前降支和右冠状动脉多源供血。

5. 心脏血液循环有何特点

心脏作为一个泵血的肌性动力器官,本身也需要足够的营养和能源。供给心脏营养的血管系统就是冠状动脉和静脉,也称冠状动脉循环。冠状动脉是供给心脏血液的动脉,起于主动脉根部,分左右2支,行于心脏表面。由于冠状动脉在心肌内行走,显然会受制于心肌收缩挤压的影响。也就是说,心脏收缩时,血液不易通过,只有当其舒张时,心脏方能得到足够的血流,这就是冠状动脉供血的特点。人心肌的毛细血管密度很高,有利于心肌细胞摄取氧和进行物质交换。同时,冠状动脉之间尚有丰富的吻合支或侧支。冠状动脉虽小,但血流量很大,占心排血量的5%,这就保证了心脏有足够的营养,维持它有力地昼夜不停地跳动。冠状静脉伴随冠状动脉收集代谢后的静脉血,归流于冠状动脉窦,回到右心房。如果冠状动脉突然阻塞,不能很快建立侧支循环,常导致心肌梗死。但若冠状动脉阻塞是缓慢形成的,则侧支可逐渐扩张,并可建立新的侧支循环,可起到代偿的作用。

6. 冠状动脉有何功能

人体各组织器官要维持其正常的生命活动,需要心脏不停地搏动以保证血液供应。而心脏作为一个泵血的肌性动力器官,本身也需要足够的营养和能源,供给心脏营养的血管系统,就是冠状动脉和静脉,也称冠状动脉循环系统。

冠状动脉是供给心脏血液的动脉,它对血液的阻力很小,小于总体冠状动脉阻力的 5%,从心外膜动脉进入心壁的血管,一类呈丛状分散支配心室壁的外、中层心肌;一类是垂直进入室壁直达心内膜下(即穿支),直径几乎不减,并在心内膜下与其他穿支构成弓状网络,然后再分出微动脉和毛细血管。丛支和穿支在心肌纤维间形成丰富的毛细血管网,供给心肌血液。人心肌的毛细血管密度很高,约为 2 500根/平方毫米,相当于每个心肌细胞伴随一根毛细血管,有利于心肌细胞摄取氧气和进行物质交换。

7. 什么是冠状动脉循环

冠状动脉循环是心脏的血液循环,即由含氧的动脉血由冠状动脉输送给心肌细胞,代谢后的无氧血液由心肌静脉血管回流到右心房,这个循环过程就是冠状动脉循环。冠状动脉循环主要是由冠状动脉系统完成的,从心脏发出的主动脉的第一对分支就叫做左、右冠状动脉,进入主动脉的新鲜血液,首先进入冠状动脉。冠状动脉又是供应心脏本身的氧气和营养物质的重要血管。左、右冠状动脉又分成若干分支动脉,围绕心脏分别供应各个不同的区域。左冠状动脉的前降支负责心脏左右室前壁、心尖部,以及室间隔的血供;左旋支大部分营养左心室,小部分营养左心房和窦房结;右冠状动脉的分支主要营养右半心脏。当冠状动脉的某个分支发生病变,相应接受营养的心肌就会发生损伤、坏死,造成心肌梗死。

冠状动脉循环所供应的是人体最活跃的器官。尽管心脏的重量只占体重的 0.5% 左右,但是对一个体重 70 千克的人来说,心脏的总血流量相当于每分钟 250 毫升,占心脏总排血量的 5% 左右。这是因为心脏活动所需要的能量几乎完全靠有氧代谢来提供,氧气的消耗占全身的 12%。当冠状动脉发生先天畸形、炎症、血栓、栓塞和粥样硬化等病变时,直接影响心脏的供血,造成心肌缺血、缺氧,导致心脏病的发生。

8. 什么是冠状动脉的侧支循环

在冠状动脉及其分支之间存在着许多侧支或吻合支,它是一种潜在的管道,平时在冠状动脉供血良好的生理情况下,这些侧支或吻合支并不参与冠状动脉的循环;只有当冠状动脉主干发生狭窄或阻塞,而侧支血管两端出现压力差时,或某些足够强的刺激出现时(如严重缺氧),它们才开放并得以发展,血液便可通过这些侧支绕过阻塞部位将血液输送到远侧的区域。这些吻合支逐渐变粗,血流量逐渐增大,便可取代阻塞的冠状动脉以维持对心脏的供血,这些通过侧支或吻合支重新建立起来的循环称为侧支循环。但吻合支或侧支血管的存在并不能说明都有侧支循环的功能,这是因为侧支循环的发展成熟需要较长的时间,且血流量较小,对心肌的保护作用有限。

9. 影响侧支循环形成的因素有哪些

(1)冠状动脉阻塞发展的速度:病理生理学最新研究证

实,冠状动脉粥样硬化始于儿童及青少年,并随着年龄的增长逐渐加重,局部缺血也日益明显,从而使吻合支的血管发生扩张,血流量增加,补偿缺血心肌的血液供应,这就建立了该部位的侧支循环。如果冠状动脉突然闭塞,侧支循环就不能形成,从而导致心肌梗死。

(2)冠状动脉闭塞的部位:若冠状动脉闭塞的部位是其开口处或是近端,则主要血流中断,远端的侧支也就成了无源之水。

(3)相邻动脉是否发生了闭塞:如果相邻动脉也发生了闭塞,就失去了形成侧支循环的条件。

10. 影响冠状动脉功能的因素有哪些

机体在不同的状态下,心脏的每搏输出量及其本身能量的消耗是不一样的,因此冠状动脉血流量也不一样。在安静状态下,人冠状动脉血流量为每百克心肌每分钟60~80毫升,中等体重的人总的冠状动脉血流量为225毫升/分,占心排血量的4%~5%。当心肌活动加强时,冠状动脉达到最大血流量。心脏舒张状态,冠状动脉血流量可增加到每百克心肌每分钟300~400毫升,所以冠状动脉血流量的多少主要取决于心肌的活动。由于冠状动脉血管的大部分分支深埋于心肌内,因此心肌的节律性舒缩对冠状动脉血流产生很大影响,对左冠状动脉影响更大。动脉试验表明,心脏收缩期冠状动脉血流急剧减少,这是因为心脏对心腔产生的压力必须超过主动脉压(即冠状动脉灌注压)才能发生射血。因此,心肌深层(心内膜下心肌)的血管受压最大而血流最少,甚至一些血流因受压而向心外膜血管倒流。射血开始后,主动脉压力升高,冠状动脉主干内的血流略有增加。只有当心脏舒张开始,心肌内压力急剧下降,血管外压力解除,在主动脉压力(舒张压)的驱动下,冠状动脉血流才大大增加。一般来说,左心室在心缩期的冠状动脉血流量只有舒张期的 20%～30%。由此可见,舒张期的主动脉压(舒张压)和舒张期的长短(与心率有关)是决定冠状动脉血流的两个十分关键性因素。至于神经和激素对冠状动脉血流的影响,在很短时间内就被心肌代谢改变所引起的血流变化所取代。调节冠状动脉血流量的因素主要有物理因素、代谢因素、神经体液因素和自身调节因素,也是影响冠状动脉功能的因素,其最重要的是代谢因素,即心肌本身的代谢水平。

(1)物理因素:决定冠状动脉血流量的物理因素主要是冠状动脉血管床的阻力和冠状动脉的有效灌注压。

①冠状动脉血管床的阻力。正常情况下,血管长度及血液黏滞度变化较小可略不计,则冠状动脉阻力主要由血管半径来定,冠状动脉血流量与阻力血管半径的 4 次方成正比。因此,冠状动脉血管的口径是冠状动脉血流量的决定性因素。冠状动脉血管的口径不仅受冠状动脉血管平滑肌舒缩调节,也受血管外心肌收缩的挤压作用。在一个心动周期中,心肌节律性舒缩对冠状动脉血流的阻力影响很大。左心室在心缩期形成的冠状动脉血管阻力大于心舒期的冠状动脉血管阻力,加之心舒期长于心缩期,故左心室舒张时冠状动脉血流量大,而心缩期的冠状动脉血流量则大大减少。右心室壁薄,收缩时产生的张力小,对冠状动脉的挤压

程度小,故右心室收缩时对冠状动脉血流量的影响不如左心室明显。

②冠状动脉有效的灌注压。是指冠状动脉流入端与流出端之间的压力差,即主动脉压与右心房之间的压力差。因此,冠状动脉有效灌注压是推动冠状动脉血流的动力。当有效灌注压波动在60～180毫米汞柱范围,冠状动脉血流量仍保持相对恒定。如果灌注压低于这个范围,冠状动脉会发生最大限度的扩张,以防止冠状动脉血流量的减少;若灌注压超过这个范围,血管内压可大于血管平滑肌的收缩力,使血管充胀,血流将代偿性增多。

(2)代谢因素:心肌代谢水平与冠状动脉血流量之间呈正变关系。心肌在代谢中,可释放多种舒血管的代谢产物,如二氧化碳、乳酸、氢和腺苷等,其中腺苷是最主要的而且是最强烈的舒血管物质。当心肌代谢增强、细胞缺氧时,心肌细胞内三磷腺苷分解为二磷腺苷和一磷腺苷,在冠状动脉血管周围间质细胞内5-核苷酸酶作用下,使一磷腺苷分解产生腺苷。腺苷易于透过细胞膜弥散到细胞间隙,作用于阻力血管平滑肌,产生强烈的扩血管作用,从而增加局部冠状动脉血流,保证心肌代谢活动和改善缺氧状况。

(3)神经因素:冠状动脉受迷走神经和交感神经的支配,迷走神经纤维在冠状动脉中分布较少。迷走神经兴奋一方面对冠状动脉的直接作用是使血管扩张;另一方面却因使心脏活动减弱,心肌耗氧量降低,血压下降,间接使冠状动脉血流减少,故迷走神经对冠状动脉血流影响不大。交感神经兴奋,其总效应是使冠状动脉血流量增多。它一方面直接使冠状动脉血管收缩,另一方面当交感神经兴奋,引起心脏活动加强,动脉血压增加,使冠状动脉血流量增加,同时更重要的是心肌耗氧量增加,代谢产物增多,继发性引起冠状动脉血管扩张。因此,交感神经的直接缩血管作用被心肌代谢增强产生的强有力舒血管作用所掩盖。

(4)体液因素:肾上腺素和去甲肾上腺素通过增加心肌代谢活动和耗氧量,使冠状动脉血流量增加。抗利尿激素可使冠状动脉血管收缩,冠状动脉血流量减少。前列腺素 2 具有扩张冠状动脉作用,而引起冠状动脉收缩的主要是血栓素 A1。冠状动脉内皮细胞可合成前列腺素 2,而且在心肌缺血时前列腺素 2 的合成和释放增加,从而扩张冠状动脉,这也是对冠状动脉血流量一种重要的调节。

11. 什么是冠心病

冠心病的全称是"冠状动脉粥样硬化性心脏病"(图 2),是一种最常见的心脏病,是指因冠状动脉狭窄、供血不足而引起的心肌功能障碍和(或)器质性病变,故又称缺血性心脏病。症状表现为胸部发生一种压榨性的疼痛,并可迁延至颈、颌、手臂、后背及胃部。发作的其他可能症状有眩晕、气促、出汗、寒战、恶心及昏厥。严重患者可能因为心力衰竭

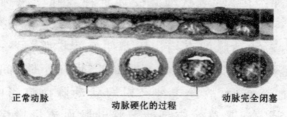

正常动脉　　　动脉硬化的过程　　　动脉完全闭塞

图 2　动脉粥样硬化示意图

而死亡。

12. 冠心病的病因是什么

供应心脏血液的冠状动脉管壁形成粥样斑块造成血管腔狭窄所致心脏病变,由于冠状动脉狭窄的支数和程度的不同,其临床症状也有不同。研究认为,本病病因至今尚未完全清楚,但认为与高血压、高脂血症、高黏血症、糖尿病、内分泌功能低下及年龄大等因素有关。

(1)年龄与性别:40岁后冠心病发病率升高,女性绝经期前发病率低于男性,绝经期后与男性相等。

(2)高脂血症:除年龄外,脂质代谢紊乱是冠心病最重要预测因素。总胆固醇和低密度脂蛋白胆固醇水平和冠心病事件的危险性之间存在着密切的关系。低密度脂蛋白胆固醇水平每升高 1%,则患冠心病的危险性增加 $2\%\sim3\%$;三酰甘油是冠心病的独立预测因子,往往伴有低高密度脂蛋白胆固醇和糖耐量异常。后两者也是冠心病的危险因素。

(3)高血压:高血压与冠状动脉粥样硬化的形成和发展关系密切。收缩期血压比舒张期血压更能预测冠心病事件,140~149毫米汞柱的收缩期血压比90~94毫米汞柱的舒张期血压更能增加冠心病死亡的危险。

(4)吸烟:吸烟是冠心病的重要危险因素,是唯一最可避免的死亡原因。冠心病与吸烟之间存在着明显的用量-反应关系。

(5)糖尿病:冠心病是未成年糖尿病患者首要的死因,冠心病占糖尿病患者所有死亡原因和住院率的近 80%。

(6)肥胖症:已明确为冠心病的首要危险因素,可增加冠心病死亡率。肥胖被定义为体重指数在男性≥27.8,女性≥27.3。体重指数与总胆固醇、三酰甘油增高及高密度脂蛋白胆固醇下降呈正相关。

$$体重指数=体重(千克)/身高(米)^2$$

(7)久坐生活方式:不爱运动的人冠心病的发生和死亡危险性将翻1倍。

(8)其他因素:尚有遗传,饮酒,环境因素等。

关于冠心病的遗传因素,有的人因父母有冠心病或心肌梗死,担心自己及子女也会得这种病,甚至自称他们是"冠心病家族"。

一家几辈都有人得冠心病的情况确实有。这个家族中的年轻人对此病警惕性特别高,也是很自然的。但如把它理解为"命中注定、在劫难逃",那就没有什么积极意义了。因为,这种担忧焦虑的心态本身不但不利于预防冠心病,甚至可说是心理上的一种危险因素。

遗传因素到底占多大分量,可以通过对冠心病的一些危险因素来分析。肥胖和高脂血症除一部分有家族史外,大多数为饮食过量,饮食结构不合理及缺乏体力活动所致。糖尿病本身有家族因素,但如注意节食,避免过胖,也能使发病可能性减低;已有糖尿病者,只要进行合理治疗,它对心血管的危害性也可明显减轻。高血压也有些家族因素,但又与性格急躁、容易紧张、激动,以及膳食中摄入盐偏高等有关。至于吸烟、酗酒等,更明摆着是一种不良的生活习惯问题。

由此可见,冠心病和通常所称的遗传性疾病有很明显的区别。某一个家庭内患者较多,往往是由于一家人长期共同生活,有相同或近似的生活习惯,甚至在为人处世的性格上也差不多。例如,吃的咸,喜油腻,不爱活动,工作较真,性格执著,不善于在情绪上自我放松等,这些都主要是"后天"的。虽说"禀性难移",但如果深刻认识到它们对健康的不利影响,却完全可以逐渐改变,从而使冠心病发生的可能性降低。事实上,这就是临床医学和流行病学所公认为最省事、最有效的"一级预防"措施。

和西方人相比,中国人具有更多的好的有利的条件,如传统的日常饮食用植物油,以蔬菜粮食为主,少量肉、蛋及奶类,这是一种符合健康要求的平衡膳食。在体力活动、生活习惯和心理状况方面,也有许多可取之处,这些都是我国冠心病较少的原因。不过,我国人膳食中盐摄入量较高,约比世界卫生组织的建议量高一倍多,吸烟的人也最多,这些是不好的。随着生活的改善,肥胖、高血脂、高血压、糖尿病等疾病有所上升,也值得注意。在商品经济条件下,人们在心理行为方面还得善于进行调节。

不能说冠心病和遗传因素丝毫没有关系,但在预防冠心病这个问题上人们是可以有所作为的。消极认命纯属有害无益,"战略上藐视,战术上重视"才是正确的态度。

13. 冠心病分为哪几类

(1)无症状性心肌缺血型:又称无痛性心肌缺血或隐匿性心肌缺血,指确有心肌缺血的客观证据(心电活动、左室功能、心肌血流灌注及心肌代谢等异常),但缺乏胸痛或与心肌缺血相关的主观症状。

（2）心绞痛型：是指由冠状动脉供血不足，心肌急剧、暂时缺血与缺氧所引起的以发作性胸痛或胸部不适为主要表现的一组临床综合征。

（3）心肌梗死型：是指冠状动脉出现粥样硬化斑块或在此基础上血栓形成，导致冠状动脉的血流急剧减少或中断，使相应的心肌出现严重而持久的急性缺血，最终导致心肌的缺血性坏死，属冠心病的严重类型。

（4）缺血性心肌病型：是指由于长期心肌缺血导致心肌局限性或弥漫性纤维化，从而产生心脏收缩和（或）舒张功能受损，引起心脏扩大或僵硬、充血性心力衰竭、心律失常等一系列表现的临床综合征。

（5）猝死型：目前认为，该病患者心脏骤停的发生是在冠状动脉粥样硬化的基础上，发生冠状动脉痉挛或微循环栓塞导致心肌急性缺血，造成局部电生理紊乱，引起暂时的严重心律失常（特别是心室颤动）所致。

14. 冠心病有哪些临床症状

（1）心绞痛型：表现为胸骨后的压榨感、闷胀感，伴随明显的焦虑，持续3～5分钟，常放射到左侧臂部、肩部、下颌、咽喉部、背部，也可放射到右臂，有时可累及这些部位而不影响胸骨后区。用力，情绪激动，受寒，饱餐等增加心肌耗氧情况下发作的称为劳力性心绞痛，休息和含化硝酸甘油可缓解。有时候心绞痛不典型，可表现为气紧，晕厥，虚弱，嗳气，尤其在老年人。根据发作的频率和严重程度分为稳定型和不稳定型心绞痛;稳定型心绞痛是指发作 1 个月以上的劳力性心绞痛,其发作部位、频率、严重程度、持续时间、诱使发作的劳力大小,能缓解疼痛的硝酸甘油用量基本稳定。不稳定型心绞痛是指原来的稳定型心绞痛发作频率、持续时间、严重程度增加,或者新发作的劳力性心绞痛(发生 1 个月以内),或静息时发作的心绞痛。不稳定型心绞痛是急性心肌梗死的前兆,所以一旦发现应立即到医院就诊。

(2)心肌梗死型:梗死发生前 1 周左右常有前驱症状,如静息和轻微体力活动时发作的心绞痛,伴有明显的不适和疲惫。梗死时表现为持续性剧烈压迫感,闷塞感,甚至刀割样疼痛,位于胸骨后,常波及整个前胸,以左侧为重。部分患者可沿左臂尺侧向下放射,引起左侧腕部、手掌和手指麻刺感,部分患者可放射至上肢、肩部、颈部、下颌,以左侧为主。疼痛部位与以前心绞痛部位一致,但持续更久,疼痛更重,休息和含化硝酸甘油不能缓解。有时候表现为上腹部疼痛,容易与腹部疾病混淆。伴有低热,烦躁不安,多汗冷汗,恶心呕吐,心悸头晕,极度乏力,呼吸困难,濒死感,持续30 分钟以上,常达数小时。此时应立即就诊。

(3)无症状性心肌缺血型:很多患者有广泛的冠状动脉阻塞却没有感到过心绞痛,甚至有些患者在心肌梗死时也没感到心绞痛,部分患者则发生心脏性猝死。有些心肌梗死在常规体检时才被发现。部分患者由于心电图有缺血表现,发生了心律失常,或因为运动试验阳性而做冠状动脉造影才被发现。这类患者发生心脏性猝死和心肌梗死的机会和有心绞痛的患者一样,所以应注意平时的心脏保健。心脏性猝死可发生在那些貌似健康的人身上,这里主要说的是冠心病中的一个类型,叫做不稳定斑块,因为冠状动脉粥样硬化斑块很小,没有堵塞血管,所以平时没有任何症状。但是,斑块会突然破裂,在局部形成血小板、红细胞组成的血栓,而且不断增大,同时冠状动脉痉挛缩窄,出现严重缺血,然后大面积心肌梗死,甚至死亡。

(4)心力衰竭和心律失常型:部分患者原有心绞痛发作,以后由于病变广泛,心肌广泛纤维化,心绞痛逐渐减少到消失,却出现心力衰竭的表现,如气紧、水肿、乏力等;还有各种心律失常,表现为心悸;也有部分患者从来没有心绞痛,而直接表现为心力衰竭和心律失常。

冠心病一般早期无明确的阳性体征,较重者可有心界向左下扩大,第一心音减弱,有心律失常时可闻及期前收缩、心房纤颤等,合并心力衰竭时两下肺可闻及湿啰音,心尖部可闻及奔马律等。

15. 冠心病需做哪些心电检查

(1)心电图检查:心电图是冠心病诊断中最早、最常用和最基本的诊断方法(图3、图4)。与其他诊断方法相比,心电图使用方便,易于普及;当患者病情变化时便可及时捕捉其变化情况,并能连续动态观察和进行各种负荷试验,以提高其诊断敏感性。无论是心绞痛或心肌梗死,都有其典型的心电图变化,特别是对心律失常的诊断更有其临床价值,当然也存在着一定的局限性。

(2)心电图负荷试验:主要包括运动负荷试验和药物试验(如双嘧达莫、异丙肾上腺素试验等)。心电图是临床观

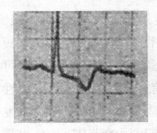
图3 心肌缺血心电图

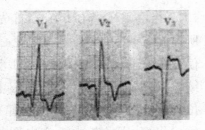
图4 心肌梗死心电图

察心肌缺血最常用的简易方法,当心绞痛发作时,心电图可以记录到心肌缺血的心电图异常表现。但许多冠心病患者尽管冠状动脉扩张的最大储备能力已经下降,通常静息状态下冠状动脉血流量仍可维持正常,无心肌缺血表现,心电图可以完全正常。为揭示减少或相对固定的血流量,可通过运动或其他方法,给心脏以负荷,诱发心肌缺血,进而证实心绞痛的存在。运动负荷试验对于缺血性心律失常及心肌梗死后的心功能评估也是必不可少的(图5)。

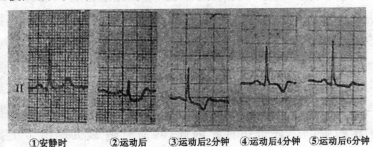
①安静时　②运动后　③运动后2分钟　④运动后4分钟　⑤运动后6分钟

图5 运动负荷试验心电图表现

(3)动态心电图:是一种可以长时间连续记录并编辑分析心脏在活动和安静状态下心电图变化的方法。此技术于

1947 年由霍尔特（Holter）首先运用于监测电活动的研究，所以又称 Holter 监测。常规心电图只能记录静息状态短暂仅数十次心动周期的波形，而动态心电图于 24 小时内可连续记录多达 10 万次左右的心电信号，可提高对非持续性异位心律，尤其是对一过性心律失常及短暂的心肌缺血发作的检出率，因此扩大了心电图临床运用的范围，并且出现时间可与患者的活动与症状相对应。

（4）核素心肌显像：根据病史，心电图检查不能排除心绞痛时可做此项检查。核素心肌显像可以显示缺血区，明确缺血的部位和范围大小。结合运动试验再显像，则可提高检出率。

16. 何谓冠状动脉造影术

冠状动脉造影术是通过影像学方法确定冠状动脉有无病变，以及为冠心病的诊治和研究提供可靠依据的介入性诊断技术（图 6）。1958 年，宋尼（Sones）首次进行了冠状动脉造影术，在心血管领域得到广泛应用，在美国每年几乎要完成 200 万例冠状动脉造影。冠状动脉造影也由以前单纯判断血管狭窄程度，发展到介入心脏病治疗前后病变特征的精确解剖学评价指标。因此，对血管造影机提出了更高的要求，即高质量的影像视觉效果，进行冠状动脉造影的医师应该既是血管影像学方面的专家，也应该是心血管临床方面的专家。

冠状动脉造影术就是在股动脉（或者桡动脉）插入导管至主动脉根部，选择性地将导管送入左、右冠状动脉开口，

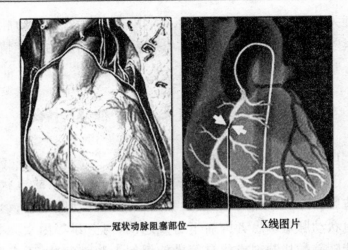

冠状动脉阻塞部位 —— X线图片

图 6　冠状动脉造影（箭头所指之处为冠状动脉狭窄部位）

注射造影剂并在 X 线透视下显示冠状动脉形态特点的一种心血管造影方法，这种方法能清楚地显示冠状动脉粥样硬化引起的血管狭窄或阻塞的位置。

　　被大家所熟悉的心电图检查，虽被广泛应用于冠心病的诊断，但其对冠状动脉供血不足诊断的阳性率仅为 40% 左右，约 50% 以上的稳定性心绞痛患者心电图检查可以显示为正常。即便心电图检查出现心肌缺血的改变，也不一定就是"冠心病"。运动试验方法虽然简单易行且无创伤性，但其在诊断冠心病方面也存在不足之处，即存在假阴性和假阳性，从而影响了对冠心病的判断。超声心动图（心脏彩超）检查不能直接显示冠状动脉的病变情况，对冠心病也只能起到辅助诊断作用，而不能作为主要的诊断方法。冠状动脉造影术的出现，对冠心病的诊断起到里程碑的作用，被医学界誉为诊断冠心病的"金标准"。它通过皮肤穿刺血管插入一根细小引导管,在 X 线引导下,送至冠状动脉开口,注射了在 X 线下能成像的药剂后,冠状动脉的病变情况就一目了然。

17. 冠状动脉造影术的指征是什么

(1)诊断性冠状动脉造影

①指导治疗的冠状动脉造影、明确病因诊断的冠状动脉造影、非冠状动脉疾病重大手术前的冠状动脉造影;诊断性冠状动脉造影患者胸痛不适或憋闷,与劳累等因素无关,不能随硝酸盐制剂或休息等措施缓解上腹部症状,无食管、胃与胆道疾病,或经治疗不能缓解,需与心绞痛鉴别有缺血性心绞痛症状,但运动试验或放射性核素心肌断层显像无缺血客观指征者。

②动态心电图或运动试验有心肌缺血客观指征,但无临床症状者。

③高通气综合征(过度换气综合征)的患者有心肌缺血指征者。

④心电图 T 波异常(倒置、低平或抬高)或非特异 ST-T 改变(低平或抬高)需排除冠心病者。

⑤为安全或职业特殊需要,需除外冠心病者,如飞行员或高空作业人员有胸部不适者。

(2)指导治疗的冠状动脉造影:对有典型心绞痛症状,各种无创性检查证实有心肌缺血的冠心病患者,冠状动脉造影可提供确切的冠状动脉病变和范围,以及左心室功能情况,为进一步制订治疗方案提供客观依据。

（3）明确病因诊断的冠状动脉造影：冠状动脉造影还可应用于原因不明的心脏扩大、心功能不全和心律失常以明确病因诊断，除外冠心病的可能性。此类患者需同时进行左心室造影和左心室舒张末压测定外，还应同时做右心导管检查，测定右心各压力指标，必要时还应进行肺动脉造影或右心室造影，疑为心肌病者应进行心内膜心肌活检术。

（4）非冠状动脉重大疾病手术前的冠状动脉造影：中年以上非风湿性心脏瓣膜病患者行瓣膜置换术前，年轻患者若有胸痛症状也应于术前做冠状动脉造影；钙化性心脏瓣膜病患者瓣膜置换术前，若同时有冠状动脉严重病变者应同时做冠状动脉搭桥术；先天性心脏病行矫正术前，尤其是法洛四联症、大血管转位等可能合并先天性冠状动脉畸形者；特发性肥厚性主动脉瓣狭窄术前。

18. 冠状动脉造影术适应证有哪些

1978 年，美国心脏学会和美国心脏病学会的冠状动脉造影委员会制定了冠状动脉造影适应证的标准。1999 年，该委员会对这一标准进行了重新修订，将与造影相关的情况分为以下三级。

Ⅰ级：有证据显示和（或）普遍赞同进行冠状动脉造影是有用的和有意义的。

Ⅱ级：与进行冠状动脉造影的有用性（有效性）存在相互抵触的证据和（或）分歧的观点。

Ⅱa 级：证据偏重于有用性（有效性）。

Ⅱb 级：证据较少证实其有用性（有效性）。

Ⅲ级：有证据和(或)普遍认为冠状动脉造影是无用的(无效的)，甚至在某些情况下可能是有害的。

(1)冠状动脉造影术的具体适应证

①不典型胸痛，如胸痛综合征，上腹部症状，如包括胃、食管及胆囊等所致症状，临床上难以与心绞痛进行鉴别，为明确诊断者。

②有典型的缺血性心绞痛症状，无创性检查(如运动平板试验、心肌核素显像等)提示心肌缺血改变者。

③无创性检查(如动态心电图、运动平板试验及心肌核素显像等)提示有心肌缺血改变，而无临床症状者。

④不明原因的心律失常，如恶性室性心律失常或新发传导阻滞者。

⑤不明原因的左心功能不全，主要见于扩张型心肌病或缺血性心肌病，为进行鉴别者。

⑥冠状动脉腔内成形术(激光、旋切、旋磨等)或冠状动脉搭桥术后反复发作的难以控制的心绞痛者。

⑦无症状，但疑有冠心病，在高危职业(如飞行员、汽车司机、警察、运动员及消防队员等)或医保需要者。

⑧非冠状动脉病变，如先天性心脏病和瓣膜病等重大手术前，其易合并有冠状动脉畸形或动脉粥样硬化，可以在手术的同时进行干预者。

(2)以治疗冠状动脉疾病或评估治疗效果为目的的适应证

①稳定型心绞痛，内科治疗效果不佳，影响学习、工作及生活。

②不稳定型心绞痛，首先取内科强化治疗，一旦病情稳

定,积极行冠状动脉造影。

③原发性心脏骤停复苏成功,左主干病变或前降支近端病变的可能性较大,属高危组,需冠状动脉评价,尽早干预。

④冠心病患者发作 6 小时以内的急性心肌梗死或发病在 6 小时以上仍有持续性胸痛,拟行急诊经皮冠状动脉介入治疗手术;急性心肌梗死早期合并室间隔穿孔、乳头肌断裂,导致心源性休克或急性泵衰竭,经积极内科治疗无好转,需行急诊手术治疗;梗死后心绞痛,经积极内科治疗不能控制者;冠状动脉内溶栓治疗者;静脉溶栓失败,胸痛症状持续不缓解;溶栓治疗有禁忌证者;静脉溶栓成功后再闭塞或心肌梗死后早期(2 周内)症状复发者。

⑤陈旧性心肌梗死伴新近发生心绞痛,经内科药物保守治疗无效者;陈旧性心肌梗死伴心功能不全,临床和辅助检查如心电图、心脏彩超等提示室壁瘤形成者;陈旧性心肌梗死伴乳头肌功能障碍者;陈旧性心肌梗死无创检查提示与原梗死部位无关的缺血改变者;陈旧性心肌梗死为进一步明确冠状动脉病变性质如范围、部位及程度。

⑥高龄患者(如原发性心肌病、高血压性心脏病、风湿性心脏病及糖尿病等),为明确是否合并冠状动脉疾病及选择治疗方案时。其他非心血管疾病、肿瘤或胸腹部大手术前,需排除冠心病者。

(3)其他适应证:凡是有冠心病家族史、冠心病危险因素(如糖尿病、高血压、血脂紊乱和吸烟等),临床上出现冠心病的病症(如不明原因胸痛、心律失常、不能解释的心功能不全),或高度疑诊冠心病的患者,经上述综合方法难以确定冠心病者;已被诊断为冠心病心绞痛、心肌梗死,甚至已出现其并发症如室壁瘤等的患者;冠心病行冠状动脉搭桥术前;中老年人非冠心病的其他需要外科手术治疗的心脏病患者,为了解冠状动脉情况,评估心脏的复跳情况和术中术后是否可能发生冠心病的严重并发症等,均是行该项检查的适应证。

国内外多项研究显示,糖尿病患者中冠心病的致死率是非糖尿病患者的2倍,及早发现糖尿病患者中冠心病的高危患者尤为有意义。糖尿病患者发生心绞痛或心肌梗死时,胸痛等症状可能不典型,严重程度与病情不完全相符,患者不要掉以轻心,应及时就医,减少心肌梗死的发病和病死风险,提高生存率和治愈率。

19. 冠状动脉造影术禁忌证有哪些

(1)碘过敏或造影剂过敏者。

(2)有严重的心肺功能不全,不能耐受手术者。

(3)未控制的严重心律失常,如室性心律失常、快速房颤。

(4)未纠正的低钾血症、洋地黄中毒及电解质紊乱和酸碱平衡失调等患者。

(5)严重的肝肾功能不全者。

(6)出血性疾病,如出血和凝血功能障碍患者。

(7)患者身体状况不能接受和耐受该项检查者。

(8)发热及重度感染性疾病者;或不明原因发热,尚未控制的感染。

(9)严重贫血、血红蛋白<80 克/升；严重的电解质紊乱；严重的活动性出血；尚未控制的高血压；对造影剂过敏及脑血管意外急性期等患者。

目前，在临床实际操作中，冠状动脉造影禁忌证是相对的，只要做好充分的术前准备，某些患者如碘过敏试验阳性、心律失常等也可行冠状动脉造影，甚至由于心脏原因而危及患者生命急需行冠状动脉造影者，无需考虑其禁忌证。

20. 冠状动脉造影术前应做哪些检查及准备

(1)患者检查项目：血、尿、粪常规；出、凝血时间，凝血酶原时间和活动度；血胆固醇、三酰甘油、血 K^+、血 Na^+、血 Cl^-、血尿素氮、血肌酐、血丙氨酸氨基转移酶、乙型肝炎表面抗原；心电图及 X 线心脏摄影；二阶梯、踏车或平板运动试验；超声心动图；心脏核素显影；碘过敏试验。

(2)物品准备：术前一日到导管室和手术室登记备物；股动脉穿刺针，弹性指引钢丝，左、右冠状动脉导管；多导心电生理记录仪；压力记录装置；抢救物品，如除颤器、临时起搏器、起搏电极导管、氧气、气管插管及开胸心脏按压的手术器械等。

(3)药品准备：抢救药品如肾上腺素、去甲肾上腺素、异丙肾上腺素、多巴胺、间羟胺、山梗菜碱、尼可刹米、2%利多卡因、0.5%阿托品、毛花苷丙、地塞米松、普罗帕酮、维拉帕米等；麻醉药，如 1%利多卡因、2%普鲁卡因；抗凝药，如肝素；造影剂，如 76%泛影葡胺 20 毫升×10 支；生理盐水、5%

葡萄糖注射液。

(4)患者准备:向患者介绍冠状动脉造影的目的、方法和可能出现的危险,家属同意后签字;向患者介绍冠状动脉造影的大致过程及需要配合医护人员操作的内容,如注射造影剂时需屏气拍片,然后咳嗽,加速造影剂排出,使之解除紧张情绪,做好配合;嘱患者在造影过程中如有不适,尤其心绞痛发作时应立即告诉医生处理;术前一日晚给患者服镇静药,如地西泮(安定)5~10毫克,以保证睡眠;造影前禁食6小时以上,术前10~30分钟肌内注射地西泮5~10毫克或异丙嗪25毫克,必要时酌情用抗生素。

(5)皮肤准备:在股动脉插管部位清洁皮肤。

21. 冠状动脉造影术操作方法有哪些

(1)冠状动脉造影穿刺法:股动脉穿刺法:这是目前最常用、最基本的经股动脉入路的冠状动脉造影技术,利用这一方法可成功地完成大部分病例的造影。首先穿刺右侧股动脉,放入8F动脉外鞘管;将长导丝放入冠状动脉造影导管内并使导丝尖端与冠状动脉造影导管顶端齐头,一起放进动脉外鞘管内,然后用软头J型导丝引路(即导丝尖端伸出导管外数厘米),在荧光屏监视下经降主动脉逆行将导管送到升主动脉后退出导丝,在加压输液喷射下迅速将导管与三通加压注射系统连接(如前述),将三通保持在压力监护状态持续观察动脉压力;充分抽吸出鞘管中的血液和气泡后注入肝素3 000单位,然后经该鞘管插入造影导管注入少量造影剂充盈导管,轻轻将导管向前推送至主动脉窦上方约 2 厘米处。

(2)左冠状动脉插管和造影：左冠状动脉插管和造影通常比右冠状动脉容易，将导管充满造影剂，于左前斜位透视下缓慢推送导管前进，使导管第一弯曲沿升主动脉后壁，第二弯曲沿升主动脉前壁下行。送至主动脉根部时，因左冠状动脉造影导管的特定形状，当其抵达主动脉根部后会"自动寻找"左冠状动脉口，此时荧光屏上可见到导管向左上（后前位）或向左后（左前斜位）轻轻窜动，则通常表示导管尖端已进入左冠状动脉口，少量推注造影剂确定导管尖端位置并初步显影在左主干及其分支。若未能进入，可将导管后撤再重新插入，边推送边轻轻转动导管，寻找左冠状动脉开口。导管进入后若压力曲线无衰减，心电图均正常，说明导管位置合适，则可固定导管，迅速调好投影体位，令患者深吸气、屏气 2～3 秒钟，快速手推注射器，用力加压推注造影剂，并拍摄电影和同步录像。造影结束后若心动过缓或压力下降，可令患者用力咳嗽以增加胸腔压力，促进造影剂从冠状动脉排出，若此举动无效或压力图形"心室化"，提示导管堵塞冠状动脉口或插管过深堵塞血流，应迅速撤离导管，待压力图形恢复正常后重新将导管送入冠状动脉，调换其他投影体位，用以上方法再次造影。全部体位投照完毕拔出导管，用肝素盐水冲洗动脉外鞘管，然后继续进行右冠状动脉插管和造影。

(3)右冠状动脉插管和造影：右冠状动脉插管和造影基本操作步骤同左冠状动脉插管和造影，而右冠状动脉插管取左前斜位，此时有助于判断导管尖端的方位和寻找右冠状动脉开口处。当右冠状动脉造影导管进到升主动脉时，导管尖端转向左后方,在左前斜位观察下,缓慢以顺钟向旋转导管,使其尖端转向正前方。若见导管尖端轻轻向前窜动,则表示导管已进入右冠状动脉口。推注少量造影剂,若见右冠状动脉显影而且动脉压力和心电均正常,则可开始造影。

22. 造影术后如何判断冠状动脉病变

冠状动脉造影使影像学检查结果能比非创伤性检查更直观、更准确地反映血管的病变,并可以推测相应的病理学改变。常见的冠状动脉病变主要有以下几种。

(1)狭窄:冠状动脉狭窄是冠状动脉造影中最常见最基本的病变(图7),是指有粥样硬化斑块突向血管腔的病变血管段直径与对照血管段直径的比值,可反映病变程度。如全程血管均受累及,则不称为狭窄。临床上应准确测量病变长度和狭窄程度,为选择合适的球囊和支架提供参考。其测量的方法主要有两种。

①几何法。即通过测量软件包将冠状动脉边缘描出来,分别比较正常段和病变段的直径。

②密度法。只需比较正常段和病变段的 X 线密度,对冠状动脉边缘的清晰度要求不高。

但在实际临床工作中,由于设备软件和时间等条件制约,大多数还是采用目测法,不仅方便快速,而且误差不大,但必要时可与使用的导管直径相对比,如 6F 为 2 毫米,7F 为 2.33 毫米,8F 为 2.67 毫米。

(2)钙化:冠状动脉钙化可在透视时看到沿血管走行的高密度条状影,其亮度和大小反映动脉硬化的程度。钙化

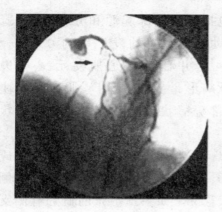

图7　冠状动脉造影
（箭头示左冠状动脉分支狭窄）

对病变部位的性质判断很有帮助,如血管狭窄处的钙化影表明病变部位比较硬,单纯球囊扩张可能反应差,可考虑旋磨加球囊扩张和支架置入。

（3）夹层:动脉夹层可以是原发性,但较少见,大多见于经皮冠状动脉腔内球囊成形术之后,从影像学上可根据夹层形态将其分为6型:

①局限性的线条状透光区。

②与冠状动脉平行的细条状透光区。

③冠状动脉外造影剂滞留。

④螺旋形夹层。

⑤血管内充盈缺损,血流速度缓慢。

⑥血管完全闭塞。

对于血流正常且无临床缺血表现的①、②、③型夹层预后较好,很少发生闭塞;④、⑤、⑥型及③＋⑤型夹层的预后较差,不仅术后心肌缺血事件较多,而且残余狭窄重,急性闭塞发生率为 26.3%～37%。

（4）血栓:表现为血管腔内的透光区,在血管完全堵塞时,还可显示血流中断。

（5）瘤样扩张:表现为局限性动脉扩张,这也是动脉硬化的表现。

(6)冠状动脉畸形:包括冠状动脉起源和分布异常、冠状动脉支数异常和冠状动脉瘘。总的发生率为 0.6%～1.6%。冠状动脉畸形也可合并心绞痛、心肌梗死、心律失常等。绝大多数冠状动脉畸形是良性的,对心肌血流灌注无明显影响;但也有一少部分冠状动脉畸形可能影响冠状动脉血流的灌注。

(7)冠状动脉的侧支循环:当某支冠状动脉高度狭窄或闭塞后,即可形成侧支循环,代偿局部供血,观察和分析侧支循环有着很重要的临床意义。如果预扩张的血管有侧支循环,则治疗的安全性就高。在多支病变时,应先扩张接受侧支供血的病变血管,而不应先处理提供侧支的血管,否则一旦血管闭塞后果将很严重。

23. 冠状动脉病变形态学特点是什么

(1)分型:1988 年,美国心脏学会/心脏病学会专家组将冠状动脉病变分为 A、B、C 三种类型(表 1)。

表 1   冠状动脉病变形态学分型及特点

病变特点	A 型病变	B 型病变	C 型病变
病变范围	局限性狭窄,<10 毫米	管状狭窄,10～20 毫米	弥漫性狭窄,>20 毫米
病变形态	中心性	偏心性	—
是否容易接近	容易到达	近段血管中度迂曲	近段血管极度迂曲
是否成角	非成角(<45°)	中度成角(>45°,但<90°)	严重成角(>90°)
病变外形	管壁光滑	管壁不规则	—
钙化程度	无或轻度钙化	中重度钙化	

病变特征	A 型病变	B 型病变	C 型病变
闭塞程度	未完全闭塞	完全闭塞,<3 个月	完全闭塞,>3 个月
病变部位	非开口处病变	开口处病变	—
分支是否受累	未累及分支	分叉处病变需导丝保护	有重要分支不能保护
血栓形成	无血栓	冠状动脉内血栓	—
成功率	成功率高,>85%	中等程度成功率,60%~85%	低成功率,<60%
危险性	低危险性	中等危险性	高危险性

(2)各种冠状动脉病变特征

①分叉处病变。在血管狭窄部位有中等或较大分支(直径>1.5 毫米)发出,或者待扩张的病变累及重要边支。

②钙化病变。中重度钙化是指病变部位的管壁上可见明显的密度增高影。

③偏心性病变。病变边缘从血管壁的一侧延伸到管腔直径的 3/4 以上。

④慢性闭塞病变。无前向血流(TIMI 0 级),且估计闭塞时间超过 3 个月。

⑤管壁不规则。血管壁不光滑或呈"锯齿状"。

⑥开口处病变。位于前降支、回旋支或右冠状动脉起始部的病变(<3 毫米)。

⑦成角病变。狭窄近端血管的中心线与狭窄远端血管的中心线夹角≥45°。

⑧冠状动脉内血栓。能清楚看到的与血管壁分开的管腔内充盈缺损影。

⑨病变长度。从未使病变短缩的体位测量,病变的两个"肩部"之间的距离。

冠状动脉粥样硬化病变的性质和形态学特征是决定心肌血运重建治疗的选择和疗效的重要因素,与冠状动脉狭窄程度同等重要。

24. 冠状动脉造影术注意事项和护理内容有哪些

(1)建立静脉输液通道,并将备用药品抽入注射器内,如阿托品1毫克,利多卡因400毫克,异丙肾上腺素0.5毫克。

(2)股动脉穿刺成功后,立即由静脉内注射肝素50毫克,防止血栓并发症。

(3)压力换能器、三通接头和心导管应连成一个完整的密闭系统,注意排气,并时刻注意切勿混入气泡。

(4)电击除颤器的电极板涂以导电糊,以备应用。

(5)检查过程中连续心电监测,必要时提醒操作者。监测内容包括QRS波幅;ST段及T波;如有心动过缓或窦性停搏,立即静脉注射硫酸阿托品0.5~1毫克;如有室性期前收缩、室性心动过速,立即静脉注射2%利多卡因50~100毫克;发生室颤时立即予以电除颤。

(6)严密监测压力,压力下降20毫米汞柱以上,疑导管顶端堵住冠状动脉时,立即撤离导管。病情严重或原有心动过缓者,在造影前可安置临时起搏器。

(7)操作过程中患者心绞痛发作时,应予硝酸甘油0.6

毫克,含服;或从导管内注射稀释后的硝酸甘油 200 微克,必要时重复应用,并予以氧气吸入。

(8)为减少冠状动脉造影过程中的并发症,应注意:导管勿入冠状动脉口内,以防机械性阻塞冠状动脉而发生心室颤动。插管前用肝素液冲洗导管及导引钢丝,操作过程中酌情用肝素盐水冲洗外套管。插管动作轻柔、迅速,尽量缩短检查时间。注射造影剂后,嘱患者咳嗽,因碘造影剂可抑制心肌,减慢心率,甚至可引起房室或室内传导阻滞。注意可能发生的造影剂反应,如反应严重要及时处理。

(9)检查结束后应用等量的鱼精蛋白对抗肝素时,必须稀释后缓慢注入。

(10)拔除导管后局部压迫止血 30 分钟以上,并行加压包扎。

25. 冠状动脉造影术后监护内容有哪些

(1)监测心率、心律、呼吸、血压和尿量。

(2)嘱患者多饮水,以利造影剂排泄。

(3)观察穿刺局部有无出血和渗血,并注意外周动脉搏动,卧床休息 24 小时后,可下床活动。

(4)必要时重复心电图检查,注意有无心肌缺血的改变。

26. 冠状动脉造影术的并发症有哪些, 如何防治

(1)心律失常:在检查过程中常见心动过缓及不同程度

的房室传导阻滞,个别患者可出现心室颤动。医师应严密观察患者情况,并及时给予处置,必要时停止造影。

(2)血栓栓塞:当导管和导丝等接触动脉血后即有可能在这些异物的表面形成血栓,后者经注射可进入动脉形成血栓。最常见的是脑栓塞和周围动脉的栓塞。脑栓塞多数发生在术中,严重者可突然出现意识障碍和肢体瘫痪。大多数患者因栓子小,意识障碍不重,运动障碍局限,预后较好。外周动脉栓塞最常见的部位在股动脉,表现为足背动脉搏动消失,皮肤苍白,病变侧肢体无力、发麻,重者可有间歇性跛行。处理可从动脉内注射溶栓剂,无效时可考虑行股动脉取栓。

冠状动脉栓塞较为少见,以非手术治疗为主,严重者尽快采用相应的再通治疗措施,如溶栓、经皮冠状动脉内球囊扩张术、冠状动脉搭桥术等。

血栓栓塞的预防至关重要。在动脉穿刺成功置入外鞘管时,给予肝素 1 000～2 000 单位。若进行经皮冠状动脉内球囊扩张术或手术时间延长,则需定时增加。在送入导管时,务必有导丝的引导,在导管对位后,需用肝素生理盐水反复冲洗。

(3)穿刺部位出血、血肿:通常与穿刺不当和术后压迫止血不好有关。部分患者在留置动脉鞘后,血流渗出至皮下组织亦可形成血肿。处置应加压包扎,预防感染。

(4)动脉夹层形成:冠状动脉口夹层最危险的情况就是左主干开口处夹层,患者可出现突发心肌梗死,甚至猝死。

当导管深入到左主干内,导管前端与左主干不同轴时,导管若将动脉顶得过重或用力注射造影剂时容易造成夹层。在导管轴向性不佳时,应在后前位将导管稍稍后退,并进行调整使之与左主干同轴。此外,注射造影剂时可先慢慢注射少量使导管尖端脱离左主干壁,然后再快速注射。同时应注意冠状动脉内压力的变化,并保证冠状动脉压力与主动脉压力一致。

(5)冠状动脉痉挛:发生率为 4%～5%。主要由于导管进入冠状动脉时激惹所致,术者操作时在导管将要进入左冠状动脉或右冠状动脉开口处时,应缓慢操作导管,避免过快、过深地进入冠状动脉。若冠状动脉痉挛持续时间长,患者可出现心肌缺血。术中可在冠状动脉内给予硝酸甘油 100～200 微克,并应及时调整导管,密切注意压力变化。

(6)造影剂反应(过敏):用前做皮肤敏感试验,阴性方可使用。

27. 造影剂有哪些

造影剂是为增强影像观察效果而注入(或服用)到人体组织或器官的化学制品。这些制品的密度高于或低于周围组织,形成的对比用某些器械显示图像,如 X 线观察常用的碘制剂、硫酸钡等。造影剂是介入放射学操作中最常使用的药物之一,主要用于血管、体腔的显示。造影剂种类多样,目前用于介入放射学的多为含碘制剂。自 1924 年美国用 50%的碘化钠成功地做了第一例股动脉造影以来,与介入放射学的发展一样,造影剂产品不断的更新换代。

造影剂是一种诊断用药,最主要的成分是碘。碘的特点是不透 X 线,因此在拍 X 线片时,可利用碘在体内的分布产生对比;或使通常 X 线片上看不到的血管和软组织清晰成影,以协助医生做出可靠的诊断。造影剂可以被注射或注射到动脉或静脉中,并很快分布于血管系统。造影剂不会在体内代谢或变化,它们将经过泌尿系统排出体外。

(1)分类:造影剂可分为原子量高、比重大的高密度造影剂和原子量低、比重小的低密度造影剂。常用的高密度造影剂有硫酸钡和碘制剂。硫酸钡一般用于消化道造影检查,由纯净的医用硫酸钡粉末加水调制成混悬液;硫酸钡的浓度通常以重量/体积(W/V)表示,根据检查的部位和目的不同,所用硫酸钡的浓度也不同。碘制剂可分为无机碘化物、有机碘化物及碘化油或脂肪酸碘化物;无机碘化物一般用 12.5%的碘化钠水溶液,可用于瘘管、尿道、膀胱或逆行肾盂造影;有机碘化物可分为离子型造影剂,按结构分为单酸单体和单酸二聚体。单酸单体的代表药物有泛影葡胺,可用于各种血管造影及静脉肾盂造影。单酸二聚体的代表有碘克沙酸。离子型造影剂的不良反应发生率高,机体的耐受性差。非离子型如碘海醇(欧米帕克)、碘普罗胺(优维显)及碘帕醇(碘必乐)等。非离子型碘造影剂较离子型毒副作用小,可用于各种血管造影及经血管的造影检查。非离子型造影剂不良反应发生率低,机体的耐受性好。非离子型二聚体如碘曲仑(伊索显),多用于椎管内脊髓造影。40%的碘化油主要用于支气管、瘘管及子宫输卵管造影。碘苯酯为脂肪酸碘化物是一种油状液体,因其对组织的刺激性小,故适用于椎管及脑室造影,近年来已渐被非离子型二聚体的碘曲仑代替。

(2)使用造影剂的益处:冠状动脉造影使用造影剂,是因为人体的许多组织结构在 X 线片上是不显像的,只能通过使用造影剂来加深显示,CT 检查虽然造影剂并不总是必需的,但使用造影剂会令诊断图像更加清晰,从而帮助医生做出更为可靠的诊断。

由于造影剂能增加正常与异常组织间的差异,因此能协助医生探查出人体器官的异常形态结构和功能损害,并能使医生发现并鉴定一些早期的、小的病变(如肝病变等)。如果不用造影剂,这些病变可能不会被发现,以致造成漏诊或误诊。另外,造影剂还能帮助放射科医生鉴别诊断一般无须治疗的良性病变和急需治疗的恶性病变。

(3)造影剂对人体的安全性:目前所用的常规造影剂在通常情况下是相当安全的。但某些患者仍会出现轻度或中度的不良反应,个别情况下还可能出现极少见的严重不良反应。几年前,在日本进行了一项包括 337 000 多例的临床研究表明:无论离子型对比剂还是非离子型对比剂,严重反应的发生率都非常低,轻度不良反应的发生率也很低。但使用非离子型造影剂比离子型造影剂更安全,不良反应更少。

(4)与离子型相比,非离子型造影剂的优点:非离子型造影剂在溶液中不分解成离子,不参与机体的代谢过程,所以具有水溶性和弥散力强的优点。加之其不带电荷,因此不干扰人体的电平衡,也不和钙离子发生作用,所以不影响血钙浓度,从而避免了由于钙浓度变化而引起的不良反应。在溶液中它的低蛋白质结合率,具有低渗透压、低化学毒性、低黏度和吸收快等优点,从而增强了组织对造影剂的耐受性,很少发生离子型造影剂易发生的严重不良反应。同时,对血-脑屏障的影响也极少,在影像质量方面,可获得高对比的影像。

(5)碘造影剂过敏反应的表现及处理

①轻度反应。患者可出现头痛、头晕、恶心呕吐、荨麻疹、面部潮红、眼睑口唇水肿、流涕、喷嚏、流泪、胸闷气促、呼吸困难等反应。这些反应与造影剂的用量及给药方式无关。如出现上述症状,应立即停止注入造影剂,积极处理过敏反应。首先静脉注射地塞米松 5～10 毫克,0.1% 盐酸肾上腺素 0.5～1 毫克,必要时 15 分后重复 1 次。持续氧气吸入,保持呼吸道通畅。异丙嗪 25 毫克,肌内注射。呼吸困难、喘憋者,给予氨茶碱 0.5 克加入液体中静脉滴注。密切观察患者体温、脉搏、呼吸、血压、瞳孔的变化,并做好记录。

②重度反应。患者可出现喉头水肿、脉搏细弱、口唇发绀、呼吸困难、脸色苍白、皮温降低、血压下降、中枢性抽搐,以致休克。发现上述情况,应立即停止检查,就地抢救。平卧、保暖、氧气吸入。立即使用肾上腺素、地塞米松、异丙嗪等抗过敏药物。针刺人中、十宣、涌泉等穴,或耳针取神门、肾上腺等穴。经上述处理,病情不见好转,血压不见回升者,需补充血容量,并酌情给予多巴胺、间羟胺等升血压药物,呼吸受抑制者可应用尼可刹米、山梗菜碱等呼吸兴奋剂,喉头水肿者可行气管切开,呼吸心搏骤停者行人工呼吸及胸外心脏按压等。烦躁不安者给予镇静药,肌肉软瘫无力者可肌内注射新斯的明 0.5～1 毫克。抢救同时应密切观察体温、脉搏、呼吸、血压、一般情况的变化,并做好记录,未脱离危险的患者不宜搬动。

(6)碘造影剂过敏反应的预防

①做好造影检查前的心理护理。用通俗易懂的语言耐

心向患者解释造影检查的目的、意义、注意事项、操作过程，有可能出现的不良反应等，消除患者紧张、疑虑的情绪，以平和的心态积极配合检查。

②详细询问既往史、现病史及过敏史。每例患者都有使用造影剂后发生不良反应，甚至是严重过敏反应的潜在危险性，因此需要事先详细询问病史，对于过敏体质、有药物过敏史、甲状腺功能亢进、严重肝肾功能不全、肺气肿、活动性肺结核患者，应谨慎使用含碘造影剂。

③必须做碘过敏试验。一般采用静脉注射 30％碘造影剂 1 毫升，然后观察 20 分，如患者出现荨麻疹、面部潮红、流涕、喷嚏、流泪、恶心呕吐、胸闷气急、腹痛、头晕、球结膜充血者均为阳性反应；如无任何不适，为阴性反应。由于 1 毫升试验液也可以引起严重的过敏反应，甚至是致命的过敏反应，所以在做试验前必须做好抢救过敏反应的准备。另外，由于过敏试验的可靠性有限，试验阴性者也有可能发生延迟性过敏反应，所以应用造影剂后也须密切观察。

④严格掌握使用方法。造影前静脉注射地塞米松 10 毫克，以预防过敏反应发生。将造影剂加温至 37℃或加生理盐水 20 毫升以降低造影剂的黏度，减少微循环障碍，增强患者对造影剂的耐受性。严格掌握造影剂的总量，控制在 1.5～2 毫升/千克体重，推注速度宜缓慢，密切观察患者的病情变化，发现异常情况及时处理。

⑤完善抢救措施。造影室必须准备好抢救过敏反应的抢救药品及器械。常用药品有地塞米松、苯海拉明、盐酸肾上腺素、氢化可的松、异丙嗪、多巴胺、间羟胺、山梗菜碱、尼可刹米、氨茶碱、葡萄糖注射液及生理盐水等；抢救器械有

听诊器、血压计、吸痰器、氧气瓶、简易人工呼吸器、开口器等。

28. 冠状动脉造影术的临床意义是什么

冠状动脉造影是目前唯一能直接观察冠状动脉形态的诊断方法,医学界号称其为"金标准"。但由于它是一种有创伤性的诊断技术,条件要求高,操作不慎可发生严重并发症,甚至死亡,因此限制了这项诊断技术的广泛开展。具体方法是从患者大腿根部的股动脉或上臂的肱动脉送入一根心导管,在 X 线的帮助下将导管的尖端一直送到心脏的冠状动脉。然后注入高比重的造影剂,对左右两冠状动脉进行造影检查,即可清晰分辨冠状动脉及其分支有无狭窄,狭窄的部位及程度,以及侧支循环与左心室功能情况,因此具有重要的临床意义。

(1)明确冠心病的诊断:对于有不典型心绞痛症状,临床难以确诊,尤其是治疗效果不佳者,以及中、老年患者心脏扩大、严重心律失常、心力衰竭、心电图异常,怀疑有冠状动脉病变或畸形,但无创检查结果不能确诊者,冠状动脉造影可提供有力的诊断依据。对无症状但运动试验明显阳性(ST 段压低≥0.2 毫伏),特别是对运动核素心肌灌注亦阳性者,以及原发性心脏骤停复苏者,亦应进行冠状动脉及左心室造影,以明确诊断。

(2)用于指导治疗:对临床上确诊的冠心病患者,在内科保守治疗不佳而考虑采用经皮冠状动脉腔内成形术(经皮冠状动脉内球囊扩张术),或主动脉-冠状动脉旁路移植术时，必须先进行冠状动脉及左心室造影，明确冠状动脉狭窄的部位、程度及左心室的功能情况，以正确选择适应证，制订治疗方案。

29. 如何应用超声技术辅助诊断冠心病

(1)心脏超声：心脏超声可以对心脏形态、室壁运动及左心室功能进行检查，是目前最常用的检查手段之一。对室壁瘤、心腔内血栓、心脏破裂、乳头肌功能等有重要的诊断价值。

(2)血管内超声：血管内超声可以明确冠状动脉内的管壁形态及狭窄程度，是一项很有发展前景的新技术。目前，临床在用于评价冠状动脉粥样硬化的常规方法中，传统的冠状动脉造影一直被认为是评价冠状动脉病变的金指标。但是，这种方法在临床实际应用当中也表现出诸多不足之处，如它只能显示管腔的情况（狭窄或闭塞等），不能显示病变所在的管壁和粥样斑块，不能提供粥样斑块形态和性质的详细情况，有可能使医生低估冠状动脉狭窄的程度，这就使得依据冠状动脉造影评价冠状动脉粥样硬化和介入治疗疗效的准确度降低。尤其是近年来冠状动脉重塑这一概念的提出，使得人们不得不重新评价冠状动脉造影在冠心病诊疗中的可靠性。

血管内超声是利用导管将一高频微型超声探头导入血管腔内进行探测，再经电子成像系统来显示心血管组织结构的微细解剖信息。由于超声探头直接置于血管腔内探测，因此血管内超声不仅可准确测量管腔及粥样斑块或纤维斑块的大小,更重要的是它可提供粥样斑块的大体情况,在显示介入治疗所致的复杂的病变形态时明显优于造影。

30. 血管内超声在冠心病诊疗中的作用有哪些

(1)可明确冠状动脉造影不能确定的狭窄:在用冠状动脉造影诊断怀疑存在狭窄,需要进一步确认是否有必要进行冠状动脉的重建时,或冠状动脉造影结果和临床表现不符合时,可借助血管内超声进行诊断。

(2)观测冠状动脉粥样硬化的进展情况:在冠状动脉粥样硬化的早期,由于冠状动脉重塑现象的存在,冠状动脉造影常常显示为正常。而血管内超声检查可提供冠状动脉粥样硬化的进展情况及了解冠状动脉粥样硬化病变的治疗效果。近年来的研究表明,早期的冠状动脉粥样硬化斑块多为富含脂质的软斑块,虽然未造成严重的冠状动脉狭窄,但容易在一些诱发因素的作用下破裂,致使脂质溢出,引起血小板聚积、血栓形成、血管阻塞或血管痉挛,从而导致包括不稳定性心绞痛、急性心肌梗死等在内的急性冠状动脉症候群,故其危险性很大。应用血管内超声可及时查出该类患者并进行预防。

(3)指导确立最合适的治疗方案:王建华教授说,根据血管内超声检查的回声强度不同,可将粥样斑块分为富含脂质的低回声斑块即软斑块和富含纤维成分的高回声斑块即硬斑块两种(图8)。根据不同的病变情况可选择与之相适应的治疗方案。例如,对于有浅表性钙化的偏心型斑块,应选择激光或斑块旋切术;对于有深层钙化的偏心型斑块,应选择定向旋切术;对于全周性的软斑块,则可选择经皮冠状动脉球囊成形术,必要时加用网状支架。

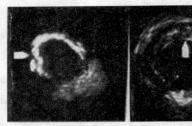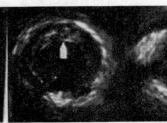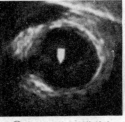

①钙化斑块(箭头所指处的高密度环状影)　②纤维性斑块(箭头所指处富含纤维成分的高回声斑块)　③软斑块(箭头所指处为富含脂质的低回声斑块)

图8　三种均匀性斑块超声图像

(4)正确选择器具的大小:一般而言,器具大小的选择是以冠状动脉造影上的正常节段为参考的。由于冠状动脉重塑等原因,半数以上冠状动脉造影显示正常的节段存在粥样斑块,这就使得根据冠状动脉造影选择的器具型号偏小。根据血管内超声选择合适的器具进行治疗,可在不增加并发症的前提下提高最小管腔直径,从而减少再狭窄的发生率。

(5)确定介入性治疗的终点:对于正常的冠状动脉,冠状动脉造影和血管内超声所测管腔的径线基本一致,但在存在粥样硬化尤其是在介入性治疗所致斑块破溃或夹层形成等情况下,两者常不一致。虽然冠状动脉造影上显示了满意的扩张效果,但血管内超声却仍显示有较多的斑块残存,需进一步扩张或安装支架。不少研究表明:按血管内超声所测管腔的大小决定治疗终点,可获得更大的最小管腔直径,并使得再狭窄的发生减少。

(6)确定网状支架的位置及扩张效果:网状支架的应用虽然减少了介入性治疗的近期及远期并发症,但支架内再狭窄的发生率可高达25%～45%,而其中相当一部分并不是真正的支架内再狭窄,而是支架置入时所谓的"亚理想置入"造成的。造成亚理想置入的常见原因包括扩张不充分、支架的型号偏小、支架从病变部位滑脱、支架的变形等(图9)。其结果为:图9①示支架置入后造影显示满意,血管内超声示支架释放满意,紧贴血管壁,和造影结果一致;图9②示支架置入后造影显示满意,但血管内超声示支架释放不满意,扩张不充分,与血管壁分离。由于冠状动脉造影不能辨认支架置入部位的狭窄是否为亚理想置入所致,因此对于支架内再狭窄病例,应行血管内超声检查,以确定其狭窄的具体原因及相应的治疗方案。

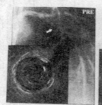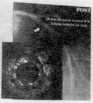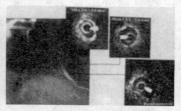

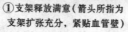

①支架释放满意(箭头所指为支架扩张充分,紧贴血管壁)　②支架释放不满意(箭头所指为支架扩张不充分,与血管壁分离)

图9　血管内超声评价支架释放情况

(7)预测术后再狭窄的发生:有研究表明,定向切除术后6个月低回声斑块的再狭窄率(100%)明显高于高回声斑块的再狭窄率(33%);球囊扩张后无明显斑块碎裂或夹层的向心性斑块的再狭窄率比具有高回声的纤维性偏心性斑块者高;在导致经皮冠状动脉内球囊扩张术后管腔面积减少的原因中,70%源于血管的回缩,而30%源于内膜的增生;支架置入后的支架内再狭窄则主要是内膜增生所致。因此,根据血管内超声提供的病变性质可预测再狭窄发生的可能性,并采取相应的预防措施以降低再狭窄率。

31. 血管内超声在冠状动脉搭桥治疗中的临床意义有哪些

血管内超声显像是诊断冠状动脉病变的一种新手段,它不仅定量测定分析血管狭窄程度,同时可明确冠状动脉病变的形态、性质及病变分布。尽管不能替代冠状动脉造影,但其是造影的重要补充手段,甚至不可或缺。在日本、美国等的一些冠心病介入中心,介入治疗中的血管内超声指导率高达90%,在左主干等一些特殊病变中应用接近100%。

(1)冠状动脉病变的诊断

①左主干病变。冠状动脉造影评估左主干病变的严重程度、病变性质和累及范围比较困难,血管内超声仍能够准确测量左主干的狭窄程度和病变累及的范围。目前,血管内超声尚无何种狭窄程度的左主干病变须置入支架治疗的统一标准。有的研究者建议,左主干面积狭窄>60%、最小血管腔横截面积<7平方毫米,必须置入支架治疗。

②临界病变。冠状动脉造影通常低估狭窄50%~75%的冠状动脉严重程度,更不能确定病变的性质。有经验的术者可以发现,造影中其狭窄并不严重但造影剂充填的管

腔仍严重"发白"的病变,此类病变的狭窄程度往往被严重低估,根据血管内超声研究提示与病变局限、严重钙化和斑块偏心密切相关。血管内超声不受投照位置的影响,能精确测量狭窄程度和判断斑块的性质。如果血管内超声测定心外膜近段冠状动脉(直径＞3毫米)的血管,包括左前降支,左回旋支和右冠状动脉,最小血管腔横截面积＜4平方毫米,此类病变通常伴有心肌血流灌注异常,应当置入支架治疗;当最小血管腔横截面积≥4平方毫米时,可以推迟介入治疗。

③开口病变。冠状动脉开口病变一般分开口于主动脉的病变和开口于非主动脉的病变。前者指左冠状动脉系统的左主干开口和右冠开口,这类病变由于在术中直接接触导管,同时由于导管的深插和造影技术的本身缺陷,对病变的判断存在一定的难度,同时必须排除冠状动脉的痉挛。后者包括冠状动脉本身的开口病变,如前降支、回旋支和粗大分支血管的开口。由于开口部位的冠状动脉组织与其他节段血管壁组织有所不同,往往含胶原和弹性纤维的成分高,同时病变的累及部位、范围判断对支架定位和选择治疗策略至关重要。血管内超声研究发现开口病变的狭窄有血管负性重构的因素。

④不稳定斑块的判断。传统的灰度血管内超声可以在形态学上根据斑块内低回声区域的大小和斑块纤维帽的厚度识别易损斑块。最近用于临床的虚拟组织学血管内超声显像可能提供进一步的临床应用价值。

⑤其他。如造影剂充盈缺损、瘤样扩张、自发性夹层等少见的冠状动脉病变,在造影中并不能确定病变性质和选

择合适的治疗手段,血管内超声对此类病变的诊断和治疗有极大帮助。

(2)冠状动脉介入治疗中的指导

①冠状动脉慢性完全闭塞病变。血管内超声有以下几个方面的指导作用:判断导丝是否位于血管的真腔,帮助导丝操作和正确走向;判断穿行在假腔的导丝更接近管腔或血管外膜,其有重要的临床意义,如导丝更靠近外膜,则在球囊扩张或支架置放时易发生冠状动脉渗漏或破裂;帮助支架远端的定位和释放;夹层、壁内血肿和撕裂的内膜片等易导致冠状动脉再次闭塞,造影难以正确判断支架远端的释放位置,血管内超声检查可以确定远段参考节段,避免支架未完全覆盖病变或过度使用支架;造影上完全无法判断闭塞起始部位的冠状动脉慢性闭塞病变病例,如前降支开口闭塞,血管内超声可以定位发生闭塞的位置,引导导丝的走向和操控等。

②分叉和左主干病变。研究显示,分支血管的开口处是分叉病变置入药物支架后再狭窄的高发部位。血管内超声对病变累及范围的评估,尤其是分支血管开口部位是否累及,以及其程度的判断是选择手术方式非常重要的参考,如果主支和分支血管均置入支架,则分支血管开口部位是否被支架充分覆盖,其支架内最小冠状动脉主支临界病变横截面积是否足够大是预测再狭窄和支架血栓形成的重要因素。

左主干发生事件的后果是灾难性的,血管内超声在术前左主干病变的评估、指导器械选择、制定治疗策略(单支架或双支架策略,如置入双支架等)、术中指导支架释放和术后评估治疗即刻效果中,造影无可替代。

③支架置入中的血管内超声指导。必须理解支架扩张不良、支架贴壁不良和后扩张等概念。血管内超声研究证实,尽管支架置入后冠状动脉造影结果非常理想,但实际上有些支架贴壁不良和(或)支架扩张不良(图10)。从图10①中可以看出支架置入后造影结果满意;图10②箭头所指支架置入后超声显示支架中段扩张不完全。科隆博(Colombo)等人证明了在血管内超声指导下使用高压球囊置入支架的益处。目前,采用高压球囊置入支架已成为常规手段,尤其在长病变、严重钙化、开口病变和重度狭窄病变。支架置入"理想"血管内超声的诊断标准包括:支架完全贴壁;支架扩张良好;支架完全覆盖病变;无支架边缘夹层。支架置放后发生支架边缘模糊现象并不少见,血管内超声可以明确造影不能确定的原因:夹层、壁内血肿、病变未被完全覆盖、斑块移位、血管痉挛、支架与血管不匹配或无任何异常。

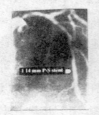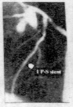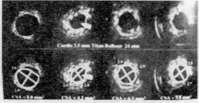

①支架置入后造影结果满意　②箭头所指支架置入后超声
　　　　　　　　　　　　　　　显示支架中段扩张不完全

图 10　支架置入后造影和超声显示结果不一致

32. 药物支架失败的原因有哪些

(1)支架内再狭窄:支架内再狭窄与支架扩张不良、支架未完全覆盖病变等技术相关。大多数学者建议在支架内再狭窄冠状动脉造影术中常规做血管内超声检查,针对支架内再狭窄病例,血管内超声首先了解再狭窄可能存在的机械性因素,明确新生内膜程度和分布,测量病变血管的尺寸,指导选择合适尺寸的支架进行再置入,高压扩张释放支架获得足够大的管腔,术后血管内超声检查支架的扩张状况和是否覆盖病变,必要时非顺应性球囊高压后扩张。

(2)早期支架血栓形成:在裸支架时代,最小支架面积较小、支架扩张不良和并发夹层的状况易发生支架血栓(图11)。在药物支架时代,福基(Fujii)等发现最小支架面积和支架覆盖病变不全导致支架两端边缘斑块负荷大的状况易发生支架血栓。当然,药物支架血栓形成的非机械性因素包括心力衰竭、肾衰竭、糖尿病和过早停用抗血小板药物等。

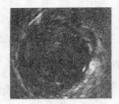 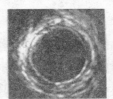

①血栓去除前血栓形成　　　　　②血栓去除后

图 11　血栓的超声图像

(3)晚期支架贴壁不良:支架贴壁不良是指支架与血管组织之间存在空隙程度变化范围极广,可从轻微至严重的造影上发现的瘤样扩张变化;根据发生的时间定义为急性和慢性,其中慢性又分为持续性和获得性,但需要术后即刻和随访期间的血管内超声检查。裸支架的晚期获得性贴壁不良一般在 2%～5%,而药物支架在 7%～21%,目前大家对慢性获得性的贴壁不良和极晚期支架血栓形成之间的关系给予较多的关注，尤其在造影上表现为瘤样扩张或锯齿样的贴壁不良。库科等研究发现，与无血栓事件的病例相比，在 13 例极晚期支架血栓形成病例中，支架贴壁不良的发生率更高、贴壁不良的空隙面积更大，但两者的关系尚无定论，值得进一步研究。

33. 冠心病有哪些心肌酶学检测

心肌酶学检查是急性心肌梗死诊断和鉴别诊断的重要手段之一。临床上根据血清酶浓度的序列变化和特异性同工酶的升高等肯定性酶学改变，便可明确诊断为急性心肌梗死。

（1）心肌酶检测项目

①乳酸脱氢酶。参考值 100～240 单位/升

②磷酸肌酸激酶。参考值 24～194 单位/升

③磷酸肌酸激酶同工酶。参考值 0～25 单位/升

④血清 α-羟丁酸脱氢酶。参考值 72～182 单位/升

⑤丙氨酸氨基转移酶。参考值 0～40 单位/升

⑥天门冬氨酸氨基转移酶。参考值 0～40 单位/升

（2）临床意义：α-羟丁酸脱氢酶与乳酸脱氢酶、天门冬氨酸氨基转移酶、磷酸肌酸激酶及磷酸肌酸激酶同工酶共同组成心肌酶谱，对诊断心肌梗死有重要意义。健康成人血清乳酸脱氢酶/α-羟丁酸脱氢酶比值为 1.3～1.6，但心肌梗死患者血清 α-羟丁酸脱氢酶活性升高，乳酸脱氢酶/α-羟丁酸脱氢酶比值下降，为 0.8～1.2。而肝脏实质细胞病变时，

该比值可升高到 1.6～2.5。需要注意的是：这些比值与各
实验室的测定方法或测定条件有关，必须确立本实验室的
比值。另外，活动性风湿性心肌炎、急性病毒性心肌炎、溶
血性贫血等，因乳酸脱氢酶活性增高，所以 α-羟丁酸脱氢酶
活性也可增高。

34. 冠心病有何特点

（1）冠状动脉粥样硬化：为最常见的狭窄性冠状动脉疾
病，特别是肌壁外冠状动脉支的动脉粥样硬化。冠状动脉
近侧段之所以好发动脉粥样硬化，是由于它比所有器官动
脉都靠近心室，因而承受最大的收缩压撞击。再者，冠状动
脉血管树由心脏的形状而有多数方向改变，因此亦承受
较大的血流减应力。

①好发部位。据我国 6 352 例尸检统计，病变的总检出
率、狭窄检出率和平均级别均以前降支最高，其余依次为右
主干、左主干或左旋支、后降支。

②性别差异。20～50 岁病变检出率，男性显著高于女
性；60 岁以后男女无明显差异。

③病变特点。冠状动脉粥样硬化斑块的分布多在近侧
段，且在分支口处较重；冠心病早期，斑块分散，呈节段性分
布，随着疾病的进展，相邻的斑块可互相融合、增大，在横切
面上斑块多呈新月形，管腔呈不同程度的狭窄。有时可并
发血栓形成，使管腔完全阻塞。根据斑块引起管腔的狭窄
程度可将其分为 4 级：Ⅰ级，管腔狭窄在 25％以下；Ⅱ级，狭
窄在 26％～50％；Ⅲ级，狭窄在 51％～75％；Ⅳ级，管腔狭窄

在 76% 以上。

（2）冠状动脉痉挛：多年来，学术界一直围绕着冠状动脉痉挛是否是缺血性心脏病的原因这一问题进行争论。有人对心源性急性死亡病例的研究发现，其冠状动脉血栓形成的发病率仅为 30%，在发作后 12 小时内死亡的患者中也只占 50%，故认为至少有相当部分病例是由于冠状动脉痉挛引起的。近年来，由于心血管造影技术的开展，已证实冠状动脉痉挛可引起心绞痛和心肌梗死。

（3）炎症性冠状动脉狭窄：冠状动脉的炎症可引起冠状动脉狭窄，甚至完全闭塞而造成缺血性心脏病，如结节性多动脉炎、巨细胞性动脉炎、高安动脉炎、韦格纳肉芽肿病等均可累及冠状动脉。此外，梅毒性主动脉炎亦可造成冠状动脉口狭窄，但比较少见。

35. 如何自测冠心病

冠心病是中老年人的常见病和多发病，处于这个年龄阶段的人，在日常生活中如果出现下列情况，要及时就医，尽早发现冠心病：劳累或精神紧张时出现胸骨后或心前区闷痛，或紧缩样疼痛，并向左肩、左上臂放射，持续 3～5 分钟，休息后自行缓解者；体力活动时出现胸闷、心悸、气短，休息时自行缓解者；出现与运动有关的头痛、牙痛、腿痛等；饱餐、寒冷或看惊险影片时出现胸痛、心悸者；夜晚睡眠枕头低时，感到胸闷憋气，需要高枕卧位方感舒适者；熟睡或白天平卧时突然胸痛、心悸、呼吸困难，需立即坐起或站立方能缓解者；性生活或用力排便时出现心慌、胸闷、气急或胸痛不适;听到噪声便感到心慌、胸闷者;反复出现脉搏不齐,不明原因心跳过速或过缓者。

　　为尽早发现冠心病,40岁以上的人应定期进行相关体检;如果检验结果不正常或有其他的易患冠心病的危险因素,应该每5年进行一次或更多次血胆固醇化验。此外,每年进行一次血压检查和血糖检查。

36. 冠心病有哪些并发症

　　(1)冠心病并发心律失常:冠心病并发心律失常是急性心肌梗死的最常见并发症,尤以室性心律失常居多,临床常见室性心动过速、频发性室性期前收缩、室颤等,是急性期死亡的主要原因之一。

　　(2)急性心肌梗死并发心力衰竭:心力衰竭是急性心肌梗死常见和重要的并发症。

　　(3)冠心病并发心源性休克:心源性休克是指直接由于心室泵功能的损害而导致的休克综合征。

37. 治疗冠心病的方法有哪些

　　(1)药物治疗:是冠心病治疗的重要手段,也是最基本的方法,即使选择介入治疗或手术治疗的患者,也需要同时接受药物治疗以控制冠心病的危险因素、改善预后和治疗不完全血运重建后的残余缺血。药物治疗主要包括抗血栓治疗、抗缺血治疗、延缓冠状动脉血管病变进展或逆转病变治疗、改善心功能和防治其他缺血相关并发症治疗等。

①抗血栓药物。如血小板抑制药(阿司匹林),抗凝药物(包括普通肝素、低分子肝素、维生素 K),拮抗药和直接凝血酶抑制药。

②溶栓药物。常用的包括尿激酶、链激酶和重组组织型纤溶酶原激活药。

③抗缺血药物。硝酸酯制剂(如硝酸甘油);β受体阻滞药(如美托洛尔、比索洛尔、阿替洛尔等);钙拮抗药,常用的包括二氢吡啶类(硝苯地平、氨氯地平、尼群地平、非洛地平等)和非二氢吡啶类(维拉帕米、地尔硫䓬等)。他汀类调脂药(如阿托伐他汀、辛伐他汀、普伐他汀、洛伐他丁、氟伐他汀、瑞舒伐他汀等)。血管紧张素转化酶抑制药,主要有卡托普利、福辛普利、依那普利、赖诺普利、培哚普利、雷米普利等。

(2)介入治疗:目前临床上主要是行冠状动脉支架置入术。介入治疗创伤小、恢复快,能迅速解决冠状动脉狭窄,缓解心肌缺血,改善生活质量。缺点是花费大,部分患者不适合做介入治疗,部分患者会出现扩开的血管再次狭窄。

(3)冠状动脉搭桥术:搭桥术是应用取材于自身的血管,绕过冠状动脉的狭窄部位,在主动脉和冠状动脉阻塞部位的远段之间建立起一条血运通道。冠状动脉搭桥术是血运重建的重要方式之一,疗效可靠,对于严重的多支、多处和弥漫性病变,以及重要血管的分叉等复杂病变,具有血运重建更完全的优点,但是冠状动脉搭桥术手术创伤大,单次医疗费用相对较高,年老体弱和重要脏器功能严重受损的高危患者手术风险高,因此临床应用中应严格掌握适应证。

38. 如何预防冠心病的发生

（1）预防冠心病的五个层面：包括防发病、防事件、防后果、防复发、防治心力衰竭。

①防发病。一级预防是预防心血管病的源头，最为重要，主要内容为多重危险因素的控制，如吸烟、高血压、血脂异常、糖尿病、肥胖、静息生活方式等。现代模式强调应对同时多种危险因素采取综合控制措施。

一级预防是最基本的预防措施，是改变不健康的生活方式。世界心脏基金会宣布 2002 年世界心脏日（9 月 29日）的主题是生命需要健康的心脏。鼓励公众增加体育活动，提倡有氧代谢运动，如走路、跑步、跳绳、骑自行车、滑旱冰、球类等，推荐跳绳作为促进有氧运动。健康饮食和戒烟。强化降血压、调血脂治疗。

②防事件。发生急性冠心病事件的基础是冠状动脉内不稳定的斑块及其破裂后引发不同程度的血栓，半数以上事件无先兆，突然发作；为降低恶性事件的发生率，应坚持降血压、降血脂及强化抗血栓治疗。

③防后果。即使发生了急性冠心病事件，仍应努力降低或防止致残或致死的后果，积极推广使用抗血栓、溶栓、降血脂，并可进行经皮冠状动脉腔内成形术及冠状动脉支架介入治疗。

④防复发。开展一、二级预防，对极高危人群是预防再发生严重心血管事件的重要措施，ABCDE 防线具有重要意义。

A——阿司匹林、血管紧张素转化酶抑制药。

B——β受体阻滞药,控制血压。

C——调血脂、戒烟。

D——控制血糖,控制饮食。

E——锻炼和教育。

⑤防治心力衰竭。做好一、二级预防可防止心力衰竭的发生。

(2)具体的防治措施

①合理饮食。不要偏食,不宜过量。要控制高胆固醇、高脂肪食物,多吃素食。同时要控制总热量的摄入,限制体重增加。

②生活要有规律。避免过度紧张;保持足够的睡眠,培养多种情趣;保持情绪稳定,切忌急躁、激动或闷闷不乐。保持适当的体育锻炼活动,增强体质。

③多喝茶。据统计资料表明,不喝茶的冠心病发病率为 3.1%,偶尔喝茶的降为 2.3%,常喝茶的(喝 3 年以上)只有 1.4%。此外,冠心病的加剧与冠状动脉供血不足及血栓形成有关,而茶多酚中的儿茶素及茶多苯酚在煎煮过程中不断氧化形成的茶色素,经动物体外实验均提示有显著的抗凝、促进纤溶、抗血栓形成等作用。

④不吸烟、酗酒。烟可使动脉壁收缩,促进动脉粥样硬化;而酗酒则易情绪激动,血压升高。

⑤积极防治老年慢性疾病。如高血压、高血脂、糖尿病等,这些疾病与冠心病关系密切。

⑥预防冠心病应积极降血压。下列患者达标血压应为 130/80 毫米汞柱,包括糖尿病,慢性肾病,冠心病等高危状

态,颈动脉病(颈动脉杂音,超声或血管造影证实有颈动脉异常),周围动脉病,腹主动脉病,急性心肌梗死弗雷明罕危险评分≥10%。无以上情况者,达标血压为140/90毫米汞柱。有心肌缺血表现患者,血压应慢慢下降,糖尿病患者或＞60岁者,如舒张压低于60毫米汞柱要小心降压。老年高血压患者脉压大者,收缩压下降时,舒张压也会降得很低(＜60毫米汞柱),要密切注意心肌缺血症状。高龄老年人(＞80岁者),降压治疗能减少脑卒中危险,但是否能减少冠心病还不确定。

39. 冠心病患者有哪些注意事项

(1)预防重于治疗,如高血压、高脂血症、糖尿病等应及早治疗。

(2)调整环境,精神放松,维持愉快平稳的心情。

(3)养成每日运动的习惯,每次运动20～60分钟为宜,可渐进增加。运动时如有任何不舒服应立即休息(必要时先服药)。避免屏气用力活动,如举重、拔河、推重物等。

(4)均衡的饮食习惯及适当的热量控制(勿暴饮暴食),采取低盐、低胆固醇、低脂肪及高纤维饮食为主。

(5)维持正常的排泄习惯,避免便秘(避免屏气用力排便)。

(6)维持理想的体重。理想体重的计算方法:男性为(身高－80)×0.7±10%;女性为(身高－70)×0.6±10%。

(7)禁烟并拒吸二手烟。

(8)勿过量饮用含酒精、咖啡因等刺激性饮料。

（9）随身携带硝酸甘油药片及小卡片（注明：紧急联络人的姓名、电话及本人患病、服药情况），胸闷、胸痛时立即舌下含服药片，当服药无效或发病时切勿惊慌，应安静休息，争取时间送医院救治。

（10）定期返院复查，并按时正确服用药物。

（11）冠心病患者除以上的注意事项外，还应注意以下几方面。

①冠心病与天气的关系。冠心病患者受寒冷的刺激，会使血压上升，心率加快，心脏需氧指数相应增高，然而有病变的冠状动脉不能根据心脏的需要，相应增加对心脏的血液供应。而且经口和鼻吸入的冷空气还可反射性地引起冠状动脉收缩，对心脏供血减少。寒冷刺激使心脏血液供应需要量增加，又因冠状动脉的收缩而减少了对心脏的血液供应量，两方面均能促使心肌缺血，诱发心绞痛。如果心肌缺血很严重或持续时间很长，则发生心肌坏死，即为急性心肌梗死。此外，寒冷还可能影响血小板的功能，使其黏滞度增高，易形成动脉血栓。因此，冠心患者在寒流突降，大风骤起时，要做好预防，以免病情恶化。具体措施是：注意保暖，出门时最好戴口罩，以防冷空气刺激；避免迎风疾走；避免疲劳、紧张、激动；避免引起冠心病发作的其他诱因，如吸烟、饱餐等；坚持预防用药。

②长期夜间工作易患冠心病。丹麦国家职业健康研究院的专家在全国开展了一项大规模调查结果表明，夜间工作者易患冠心病。专家们以 1 293 888 名 20～59 岁的男性作为调查对象，分白天、夜间两组进行为期 1 年的随访调查。结果表明，夜间工作组因冠心病入院治疗者比白天工作组

多 1.15 倍。专家认为,主要原因是夜间工作者身体的 24 小时正常生物节律被打乱,易导致体内各脏器功能失调,睡眠欠佳,影响身体恢复和休整;饮食改变,吸烟增加,体育活动减少;社交活动减少,易导致精神压力增加等。上述诸因素均可能增加冠心病发病危险。

③冠心病患者应注意科学睡眠

●注意睡前保健。晚餐应清淡,食量也不宜多,宜吃易消化的食物,并配些汤类,不要怕夜间多尿而不敢饮水,饮水量不足,可使夜间血液黏稠;睡前看电视也应控制好时间,不要看内容过于刺激的节目;按时就寝,养成上床前用温水烫脚的习惯,然后按摩双足心,解除疲乏。

●注意睡眠体位。冠心病宜采用头高脚低右侧卧位的体位,可减少心绞痛的发生。冠心病患者若病情严重,已出现心衰,则宜采用半卧位,以减轻呼吸困难,避免左侧卧或俯卧。

●注意晨醒时刻。清晨是心绞痛、心肌梗死的多发时刻,而最危险的时刻是刚醒来的一刹那。因此,冠心病患者早晨醒来的第一件事不是仓促穿衣,而是仰卧 5～10 分钟,进行心前区和头部的按摩,做深呼吸、打哈欠、伸懒腰、活动四肢,然后慢慢坐起,再缓缓下床,慢慢穿衣。起床后及时喝一杯开水,以稀释变稠的血液。

二、冠状动脉搭桥术

1. 什么是冠状动脉搭桥术

冠状动脉搭桥术是将人体内一条血管取下来,将一端缝合在冠状动脉狭窄的远端,另一端缝合在主动脉上(图12)。这条血管通常是静脉,从下肢取得;也可能是动脉,从胸壁内侧获得。

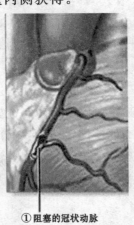

①阻塞的冠状动脉

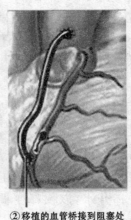

②移植的血管桥接到阻塞处

图 12 冠状动脉搭桥术示意图

搭桥术后良好的血液供应被重新建立,血也从主动脉通过所搭的桥到阻塞的冠状动脉远端。有时需要建立一支或多支桥以全面改善心肌缺血的情况。从腿部取下静脉通常不会产生任何问题，因为静脉的功能可以被其他静脉所代替。搭桥所需静脉的长度取决于阻塞的部位离主动脉的远近，以及需要搭几支桥。有时胸腔内的动脉（称为乳内动脉）也用于搭桥，用乳内动脉搭桥只需要将其游离的一端缝合到阻塞冠状动脉远端即可；通常动脉桥的远期通畅率较静脉桥高，但动脉桥取材受到一定的限制，而且取材时创伤也较大，医生会根据冠状动脉病变的特点来决定采用哪一种材料作搭桥用。传统的冠状动脉搭桥术是在体外循环下进行，其术后70％的并发症也与体外循环有关，主要是全身炎症反应，免疫力下降及对主动脉壁的损伤。近年来，微创冠状动脉搭桥术在全世界范围内得到迅速的推广，在我国也不例外。微创冠状动脉搭桥术是指一组心外科技术，它避免了体外循环或常规的正中胸骨切口，减少创伤，加速患者术后恢复，减少住院时间和费用。

2. 什么是微创冠状动脉搭桥手术

传统上，冠状动脉搭桥手术在体外循环，即心脏停止跳动的情况下进行，但体外循环会在一定程度上激发全身性炎症反应，对机体组织和器官造成一定影响。微创冠状动脉手术则可以避免这些缺点，减轻手术对机体的创伤。在保证疗效的前提下，以最大可能减少创伤为目的的微创冠状动脉手术，包括不停搏搭桥手术、机器人搭桥手术、冠状动脉杂交手术等成为发展方向。

（1）不停搏冠状动脉搭桥术：不使用体外循环，在心脏跳动下完成搭桥。因不使用体外循环,避免了全身性炎症反应,手术对患者的损伤明显减轻,相对于传统搭桥是一种微创手术,对高龄合并肝、肾、肺功能不全的患者尤为有益,可以相应减少术后并发症的发生。

(2)机器人冠状动脉搭桥术:是目前世界上最先进、微创程度最高的冠状动脉搭桥技术,通过 Davinci 机器人微创系统游离乳内动脉,在非体外循环不停搏情况下完成与相应冠状动脉的吻合。其最大的好处是完全不需要开胸,或仅在胸壁肋间做一小切口就能完成搭桥手术,不需要使用体外循环,极大地减少了手术创伤,而且手术效果与开胸手术相同,甚至好于开胸手术。

(3)冠状动脉杂交手术:是目前国际上先进的冠心病治疗理念和技术。对合并有回旋支或右冠状动脉的局限性狭窄的患者,用机器人完成乳内动脉与前降支的不开胸搭桥手术,再在右冠状动脉或回旋支行支架置入。杂交手术可以实现多支血管病变的微创化手术治疗,它结合了微创手术和支架各自的优势,在保证治疗效果的前提下,最大可能地减少创伤。

总的来说,传统冠状动脉搭桥手术发展成熟,而以减轻创伤为目的的微创冠状动脉搭桥是发展方向,但微创搭桥对主刀医生的技术和麻醉技术要求较高,对病例有一定的选择性,不是所有患者都适合采用心脏不停搏手术或机器人手术,需要根据个体情况选择治疗方案,使患者的治疗创伤最轻、疗效最佳。

3. 冠状动脉搭桥手术是怎样完成的

冠状动脉搭桥手术是国际上公认的治疗冠心病最有效的方法。冠心病的冠状动脉狭窄多呈节段性分布,且主要位于冠状动脉的近中段,远段大多正常。冠状动脉搭桥术就是在冠状动脉狭窄的近端和远端之间建立一条通道,使血液绕过狭窄部位而到达远端,如一座桥梁使公路跨过山谷、江河一样畅通无阻。不过所用的材料不是钢筋水泥,而是患者自己的大隐静脉、乳内动脉、胃网膜右动脉、桡动脉,是将小腿或大腿上的大隐静脉取下,一端与冠状动脉狭窄远端吻合,一端与升主动脉吻合,也可同时在一根静脉上开几个侧孔分别与几支冠状动脉侧侧吻合,这就是所谓的序贯搭桥或蛇形桥。

冠状动脉旁路手术是一项心脏开放性手术。手术将会分两部分同时进行,一部分为心脏本身的手术,另一部分为腿部旁路血管的取材手术。旁路血管将会桥接在冠状动脉阻塞区域的上方,使心肌恢复血液供应。

有个别患者会有多条冠状动脉阻塞,则需建立多条旁路,选取的材料会有桡动脉、胸廓内动脉等。术后,患者将需住院观察 7～10 天。头 1～3 天会送到重症监护室内。胸腔引流管会被放置 2～3 天以便引流渗液,并进行全天候的心脏功能监测。手术效果需在术后 3～6 个月后才能确定。

4. 冠状动脉搭桥手术的种类有哪些

(1)大隐静脉搭桥:大隐静脉搭桥手术损伤小些,简单一些,但远期效果比动脉搭桥差些,因此 80 岁以上老年人可单独使用大隐静脉搭桥,55 岁以下可考虑全用动脉搭桥,其他年龄可用一根乳内动脉加上大隐静脉搭桥(图 13)。

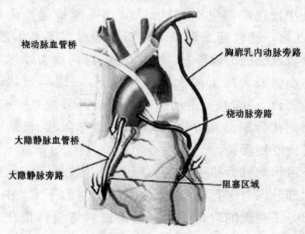

桡动脉血管桥
胸廓乳内动脉旁路
桡动脉旁路
大隐静脉血管桥
大隐静脉旁路
阻塞区域

图 13 桥的种类示意图

(2)动脉搭桥:动脉搭桥损伤大,技术要求高,手术更难,但远期效果较大隐静脉好,适用于年轻患者。

5. 对搭桥术的"桥"如何选择

(1)静脉:大隐静脉是最常用和易于取材的血管,口径较大,长度一般均够用。大隐静脉由于内膜损伤、过分牵拉和其他原因易出现内膜增厚和血管硬化,一年内可能发生静脉吻合口近端狭窄、血栓形成;10 年通畅率在 50% 左右,长期效果不如乳内动脉。静脉桥最常用的是小腿的大隐静脉,其次为大腿的大隐静脉;另外,需要时特别是二次手术,小隐静脉和上肢头静脉亦可使用。如将静脉桥吻合在前降支,其通畅率会高于吻合到小的冠状动脉和瘢痕区内的靶血管。小隐静脉的通畅率与大隐静脉相似,上肢静脉通畅率最低。移植静脉血管桥的狭窄和闭塞与年龄、高血压、吸烟、糖尿病、高脂血症、静脉壁的厚度、用作序贯桥吻合、静脉与冠状动脉直径比等有重要关系。

采用静脉血管作为搭桥材料,其优点是取材容易,手术迅速,静脉内径较大,易于吻合,手术死亡率低,血流通畅,近期手术效果好。但是原来承受低压的静脉壁在充当搭桥手术中的移植血管桥需长期承受动脉压力,血管壁易变性,内膜增生,形成粥样硬化,管径狭窄,远期通畅率差。

(2)动脉

①乳内动脉。乳内动脉的广泛应用使冠状动脉搭桥术(搭桥术)远期效果明显改善。左乳内动脉吻合前降支,1 年通畅率达 95.7%,10 年通畅率在 90% 以上,明显优于大隐静脉,已被全世界所公认。左乳内动脉或右乳内动脉吻合在对角支或回旋支上的效果均略差。如用右乳内动脉,应有足够长度才可能吻合到后降支上,如与右冠状动脉主干吻合,则此血管偏细。用右乳内动脉时应注意如从心脏表面吻合到左冠状动脉上,可能引起再手术损伤,因此作为游离血管桥可能更好。游离乳内动脉桥血管 1 年通畅率可达 90% 以上,5%～10% 的血管桥晚期可能发生狭窄,但这种

狭窄可能并不发展为完全堵塞。乳内动脉做桥的缺点是壁薄、腔细、质脆、易痉挛、分支多、易出血、长度有限，需要较高的吻合技术。乳内动脉之所以通畅率高，可能与其内皮功能及所分泌的某些因子、前列腺素有关。乳内动脉搭桥能否成功除了动脉本身有无硬化、狭窄及口径大小等情况外，更主要决定于手术技术。如果吻合不好、不通畅、扭曲、长度不够或剥离过程中造成损伤，形成夹层、腔内血栓等，均可产生致命的并发症，此种情况是导致患者死亡的很重要的原因。特别是做"游离血管桥"时，主动脉近端的吻合口要格外小心，不能成角或出现狭窄，吻合应一次成功，避免吻合口出血。不论远端还是近端，在出血后修补过程中均可能导致管腔的不通畅，有时不得不再次手术。如术中有可疑情况，术后患者发生严重低心排血量，不论心电图和心肌酶谱有无明显变化，都应积极到手术室开胸探查，必要时重新吻合。

采用乳内动脉作为移植血管桥的优点：乳内动脉和冠状动脉性质相同，均属于动脉压条件相同的动脉，是带蒂的活动血管，有血供保证，很少发生远期内膜增生或退行性病变。乳内动脉的内径与冠状动脉相近，比大隐静脉细，管壁有弹性，其腔内血流速度比大隐静脉高，特别是乳内动脉舒张压高，对心肌供血有利。另外，乳内动脉的内皮可分泌前列腺素 E、内皮舒张松弛因子，具有扩张血管、抗血小板聚集的功能，可以简化手术，少做一个近段吻合口，尤其对升主动脉严重钙化或搭多支大隐静脉桥近心端吻合有困难者更有优势。

②桡动脉。桡动脉在 20 世纪 70 年代由卡本迪尔（Carpentier)首先应用于临床,后来因为易痉挛等因素而被逐渐放弃。1989 年以来,有些医师认识到此种痉挛可用钙离子拮抗药等控制,1 年通畅率为 90％,5 年通畅率为 84％,因此桡动脉又引起心外科医师的重视,越来越多地被用来代替大隐静脉。当患者年龄不高(＜50 岁)时,常选用桡动脉行完全动脉化的冠状动脉搭桥术。一般多用左侧桡动脉,并发症少,但有极少数患者术后感到拇指小范围麻木,可能与取动脉时损伤相应神经分支有关。

③胃网膜动脉及腹壁下动脉。由于其更易痉挛等原因临床应用较少,中期和远期通畅率不明确。

采用动脉血管作为搭桥手术的移植血管材料,其最大的优势是远期通畅率高。术后 10 年血管通畅率仍在 90％左右,远远优于静脉血管桥,尤其左乳内动脉与前降支吻合可作为常规使用。外科医生对于较年轻的患者使用全动脉化搭桥,以保证较理想的通畅率。

6. 采用何种"桥"疗效好

冠状动脉搭桥术的长期效果与移植的自体血管有很大关系,采用动脉血管桥比静脉血管桥疗效好。腿部的大隐静脉具有取材方便、易于吻合的优势,但它的远期通畅率不很理想,部分容易发生闭塞导致心绞痛复发,需要再行搭桥手术。研究表明,自体动脉作为移植血管,远期通畅率非常理想,因此目前倾向于采用动脉桥。

可用于冠状动脉搭桥的血管通常是大隐静脉、乳内动脉、胃网膜右动脉、桡动脉、腹壁下动脉等。一般地说,静脉搭桥损伤小些,操作相对简单,但远期效果比动脉差,适用于年龄较大的患者。动脉搭桥损伤大,技术要求高,手术相对难一些,但远期效果较好,适用于较年轻的患者。通常,80岁以上的老年人单独用大隐静脉搭桥;60岁以下者,可考虑动脉搭桥;60～80岁者,可用一根乳内动脉加大隐静脉搭桥。

一般认为,静脉桥的10年通畅率为60%～70%,动脉桥的远期通畅率会更高。但由于人体动脉数量有限,且有些动脉因容易痉挛、管腔太细或有病变,不适合搭桥,因此动脉搭桥固然效果好,却并不是人人都能做。

7. 冠状动脉搭桥术患者能用同种异体血管移植物做"桥"吗

冠状动脉搭桥术用于临床后,由于其效果确切,很快得到推广。而随着手术例数的增加,血管移植物(桥)缺乏的问题逐渐成为人们关注的焦点。尽管大隐静脉和胸廓内动脉等自体血管在多数情况下能够满足手术的需求,但在很多特殊的情况下,血管移植物(桥)依然不足。为了保证手术的需要,先后有不少其他自体的动脉和静脉被发现并用于冠状动脉搭桥术,而且取得了满意的效果。然而,由于种种原因,这些自体的血管有时依然不能满足手术的需求。另外,由于切取自体血管总是意味着增加机体额外的损伤,因此在自体血管缺乏的情况下,很容易使人们将注意力转向自体之外的其他血管移植物,同种异体血管移植物的应用就是在这样的背景下开始的。那么,冠状动脉搭桥术患者能用同种异体的血管移植物作"桥"吗？从目前来看，很多学者对实验性同种异体移植与自体移植的比较性研究，同种异体血管移植的主要障碍是受体的免疫排斥反应；就是说不是自己身体中的物质，机体将会把它（桥）排斥掉，结果搭桥失败。毕嘉（Bical）等从 1973—1979 年先后在 20 个冠状动脉患者搭桥术中使用了 27 支同种异体大隐静脉，全组手术死亡 1 例，围术期心肌梗死 3 例。平均随访 27 个月，没有晚期死亡被登记，15 例无症状，3 例患者有残余的活动后心绞痛。术后 1～68 个月对 13 例患者的 17 支同种移植物进行造影检查，早期梗死 1 支，晚期梗死 8 支。由此，他们建议最好不要使用同种异体血管移植物进行手术。但是，随着现代免疫学、冷冻生物学、分子生物学的发展，冷冻保护剂、免疫抑制剂的应用及注重移植结构及功能的完整，冷冻保存同种异体静脉无论是基础研究还是临床实践都获得相当经验，但存在移植物再狭窄及失败率高的缺点。近年来，有关动脉作为血管替代物逐渐被重视，取得一些进展，但尚需继续长期地探索和实践。

8. 冠状动脉搭桥术的适应证有哪些

自 1967 年世界上第一个开始采用冠状动脉搭桥术治疗冠心病以来，冠状动脉搭桥手术已成为治疗冠心病的主要方法，近期和远期效果已经获得世界范围内大量病例和长时间的随访证实。无论是一支血管病变还是三支血管病变都可以通过手术得到满意的治疗。搭桥手术主要的原则是最大可能的改善心肌缺血，减少患者的风险。在选择治疗时要考虑到病变情况。

(1)左主干病变,狭窄病变＞50％(图 14)。手术治疗后的平均生存年限为 13.3 年,药物治疗为 6.6 年。

(2)对等同于左主干病变,即左前降支近段及左回旋支近段明显狭窄(≥70％)应选择搭桥手术(图 15)。搭桥手术和药物治疗的平均年限分别为 13.1 年和 6.4 年。

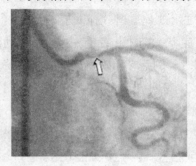

图 14 左主干病变

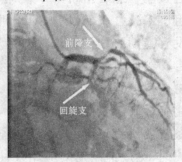

图 15 多支病变

(3)合并糖尿病的两支以上血管病变,尤其是两支血管病变伴有前降支近段狭窄。

(4)三支或多支血管弥漫性病变,伴有左心功能减退,应行搭桥手术。

(5)单支血管病变,尤其是前降支或右冠状动脉近段有长段病变。

(6)急性心肌梗死伴有心源性休克。

(7)合并需要外科手术治疗的心脏机械并发症,如腱索断裂二尖瓣反流、室间隔穿孔或合并室壁瘤者。

(8)药物治疗不能缓解或频发的心绞痛患者,如稳定型心绞痛内科治疗无效;明显影响劳动、生活能力或造影证实为左主干或多支血管近端病变的;不稳定性心绞痛经内科治疗无效的;心肌梗死后心绞痛内科治疗的同时行冠状动脉造影,如证实冠状动脉主干或主要分支有明显狭窄或阻塞的;无 Q 波型心肌梗死。变异性心绞痛伴中重度冠状动脉阻塞病变,药物治疗无效的。

(9)陈旧性较大面积心肌梗死但无心绞痛症状或左心功能不全、射血分数<40%的患者,应行心肌放射性核素和超声心动图检查,通过心肌存活试验判定是否需要手术。如有较多的存活心肌,手术后心功能有望得到改善,也应手术治疗。

(10)介入性治疗(经皮冠状动脉内球囊扩张术和支架术)失败或冠状动脉搭桥术后发生再狭窄的患者。

(11)隐性冠心病无症状,但心电图检查发现心肌缺血,应行冠状动脉造影检查,如确定冠状动脉主干或多支主要分支有明显狭窄病变者,亦应行搭桥术,以防发生心肌梗死或猝死。

9. 冠状动脉搭桥术的禁忌证和危险因素有哪些

(1)禁忌证:冠状动脉弥漫性病变,且以远端冠状动脉损伤为主;陈旧性大面积心肌梗死,放射性核素及超声心动图检查无存活心肌,手术对改善心功能帮助不大。心脏扩大显著、心胸比>0.75、射血分数<20%、左室舒张末径>70毫米、重度肺动脉高压、右心衰竭或严重肝功能不全、肾功能不全的患者,应为手术禁忌。

(2)危险因素:冠状动脉旁路移植术的相关危险因素比较复杂,很大程度上取决于手术技术水平、围术期处理是否合适及手术适应证的掌握是否妥当。根据课题组数据库资料,年龄＞70岁、体重＞90千克、女性(特别是身高＜160厘米)、陈旧心肌梗死或反复心肌梗死、射血分数＜20％、心脏扩大(左心室舒张末径＞70毫米)、手术时间(包括体外循环和升主动脉阻断时间)长、肺动脉高压、术前血流动力学不稳定、急诊手术或再手术、大量输血、血管病变广泛、远端血管条件差、术前呼吸及肾功能受损、合并高血压或糖尿病、外科医师及有关人员经验不够,均可能使手术死亡率增高。

10. 做冠状动脉搭桥手术需多长时间,患者需住院多少天

冠状动脉搭桥术是心脏外科手术,手术时不仅要开胸做冠状动脉搭桥,而且还要从下肢取大隐静脉桥,是一项较大的心脏外科手术,所以耗时较长,顺利情况下需5～6小时。因是一项较大的心脏外科手术,术后患者还要进行术后监护、术后护理、术后用药、术后观察等,大约住院10天,经医生检查术后恢复良好,病情稳定后方可出院。

11. 冠状动脉搭桥术前患者有哪些注意事项

(1)增强患者对手术的信心:冠心病的患者往往有心绞痛或心肌梗死发作的经历,对病痛有亲身的体验,在手术前

有对手术成功的期待,但更多的是忐忑不安。此时,医生、家属应共同努力,增进患者对手术的了解,使之认识到心脏手术并不可怕,成功率和康复的机会很高。术后早期虽有疼痛不适,但并不如常人想象的那样严重,绝大多数患者都可耐受。豁达、乐观地面对手术,更有利于术后的顺利恢复。

(2)做好术后面临困难的心理准备:心脏手术规模大,耗时较长,短时间内对患者的体质会有比较明显的影响。伤口疼痛,食欲下降,活动耐量明显减低等,都是很常见的问题。术后早期在监护室期间,家属不能探视,患者常感到孤立无助,甚至出现精神障碍也不鲜见。所以,患者术前就应做好充分的心理准备,相信这些困难都是暂时的,要信任医生和护士的责任心和医疗水平,积极配合诊疗进程,以获得良好的临床效果。

(3)调整生活习惯:为防止心绞痛发作,在住院期间冠心病患者宜适当控制饮食量,不要吃得过饱;糖尿病患者不能随意吃零食。注意休息,仅保证维持体力所需的最低活动量(如在病房里慢慢散步),如果医生有特殊要求,甚至不能下床活动。保持大便通畅,如有便秘,可以口服通便药物,以防大便时用力过度,引发心绞痛。吸烟的患者请务必戒烟,因为吸烟既可能诱发冠状动脉痉挛,也会使患者术后呼吸道分泌物增多,延缓脱离呼吸机,严重干扰术后恢复。有些患者,特别是高龄患者,术前可以适当做一些呼吸功能锻炼,如使用医用的呼吸功能训练器,或者吹吹气球;可以多练练腹式呼吸,这样在术后咳嗽的时候可以减轻痛苦,增加咳嗽时的力量。注意预防感染,不要过多接触外来人员,以防感冒。

（4）冠状动脉搭桥患者术前药物治疗：对于需要做冠状动脉搭桥手术的患者，除非得到医生的首肯，住院前服用的药物都应停用。如果病情允许，应于术前 5～7 天停止使用阿司匹林、氯吡格雷（波利维）等可能增加出血危险的药物。如果心绞痛发作，请在第一时间告知值班护士，而不是马上自行服药。

12. 冠状动脉搭桥手术前应做哪些准备

手术前 3～5 天停服抗凝药、洋地黄、奎尼丁、利尿药等药物；另予口服 10％氯化钾 10 毫升，每日 3 次。对有心绞痛者，仍应随时服用硝酸甘油类药物；对肥胖患者，应控制体重在正常范围内；对重度高血压患者要查明原因，给予合理治疗，争取控制在正常范围内；高脂血症者，也予以治疗，使血脂下降；有糖尿病者，给予药物控制。严禁吸烟，了解肺功能，预防肺部感染等。除以上术前准备以外，还应做好如下准备。

（1）增加对手术的认识，手术与内科治疗风险相比，风险不大。主动要求或乐意接受治疗使手术成功了一半。

（2）心肺功能锻炼，练习深呼吸、咳嗽、屏气等，术前给予吸氧。

（3）术前应减少全身活动量，增加四肢活动量。

（4）术前洁牙 1 次，每日刷牙 4 次，早晚漱口。入手术室前保证"四洁一空"（即口腔、咽腔、鼻腔、皮肤清洁，肠道排空）。口服补足血容量。

（5）术前饮食应选择高维生素、高纤维素、高优质蛋白、低动物脂肪、低胆固醇、低热量、易消化的食物,如豆浆、虾、精瘦肉、鱼肉、豆制品、绿蔬菜、水果等。

(6)每日保持尿量在 1 500～2 000 毫升;保持大便无干结,每日 1～2 次。

(7)每日保证熟睡 8～10 小时,于睡前、夜间、起床前各饮水 200～300 毫升。

(8)血压维持在 135/85 毫米汞柱以下,心率 70 次/分以下,血糖 8 毫摩/升以下。

(9)积极主动配合完成医护人员的术前训练,是保证手术安全的重要环节。

13. 冠状动脉搭桥手术方法有哪些

(1)大隐静脉旁路术:手术在体外循环下进行,分两组人员同时进行开胸和大隐静脉切取。

①大隐静脉的切取(图 16):操作要轻巧,不要损伤静脉,结扎各细小分支;结扎时要防止因牵引缩窄静脉腔。取下的大隐静脉近端和远端都要做标志,因大隐静脉有瓣膜闭合,能阻挡血流,其远端与升主动脉做吻合,近端与冠状动脉做吻合。大隐静脉内充以含肝素和罂粟碱的生理盐水,以防痉挛和检测静脉有否小的破口,以便修补。

②大隐静脉冠状动脉吻合技术(图 17)。先显露定位动脉区,左前支和对角支可在心脏的左后方垫一冰湿纱布略向右抬高心脏,回旋支则可用特制的网袋将心尖向右拉,右冠状动脉和后降支则提高右心,用牵引缝线向左牵拉室壁动脉定位后于其远侧切开心外膜稍许,游离一小段,用小尖

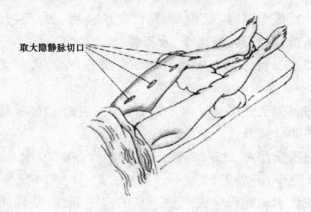

取大隐静脉切口

图 16　切取大隐静脉示意图

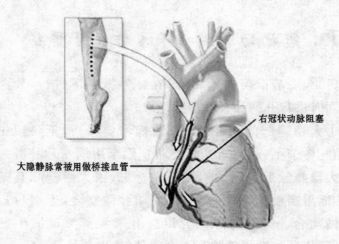

右冠状动脉阻塞

大隐静脉常被用做桥接血管

图 17　大隐静脉旁路术示意图

刀纵行切开动脉前壁,再用成角剪向远近端扩大切口至 35 毫米。修剪备用的大隐静脉,将其近端剪成 $30° \sim 45°$ 斜面,并可在其一侧纵行切开以扩大口径,然后进行端侧吻合。吻合方法有两种:连续法和间断法。前者较简便,常采用。

在行连续缝合时,先在大隐静脉截面足跟部边缘用双头针缝线从外向内进针,穿过动脉近端切口边缘由内向外出针,做一褥式缝合。然后选用一头缝针线做连续数针,收紧缝线使大隐静脉壁与动脉壁对合。继续连续缝合跨过静脉足尖动脉切口远端,用另一头缝针线将对侧静脉、动脉边缘缝合,两线针会合后排气后结扎。吻合口需有 0.5 厘米大小,如吻合动脉细小则需行间断缝法,以免吻合口收紧后狭小。间断缝合时用单针线先在动脉切口两端与大隐静脉截面足跟、足尖分别缝合,再分别在两侧边缘行等距缝合,每一针距0.5~1毫米。缝合时缝针自外向内穿过静脉边缘,再由内向外穿出动脉边缘,缝合完毕逐一打结。如冠状动脉近端完全阻塞而且合并室间隔分支口有部分阻塞,宜越过室间隔分支阻塞部位做吻口,才能改善室间隔的血供。

③近端吻合技术。大隐静脉桥近端吻合可在心脏停搏或开放循环下进行,通常远端吻合完成后,开放升主动脉阻断钳,心脏复跳后用主动脉钳钳夹部分升主动脉壁,然后再行血管吻合,原则上将左冠状动脉侧的血管桥与升主动脉左侧吻合,右冠状动脉侧血管桥与升主动脉右侧吻合。吻合顺序是先行心室后面的血管桥吻合,依次向前,在升主动脉侧自上而下进行,避免造成血管桥交叉、受压。吻合时,先用尖刀将升主动脉壁切一小口,直径 4~5 毫米,插入打孔器,切除相应大小的主动脉壁组织,然后测量血管桥的长度和方向,将血管桥剪成45°斜面,用 5-0 聚丙烯缝线做连续缝合。多支血管吻合时,方法同上。全部血管吻合完毕之后,开放部分阻断升主动脉侧壁钳,注意排气。仔细检查吻合口有无出血。开放循环后血管桥长度

要适宜,切忌扭曲或成角,以免造成闭塞。移植血管的数目,应根据术前冠状动脉病变分析和术中判断来决定。近年来,大多数学者主张完全性心肌血液循环的重建,因为只有这样才能最大限度地增加心肌血液供应,获得最满意的临床症状的改善。

④手术后处理。除一般体外循环后常规护理外,应重视以下几条。

●人工辅助呼吸。保证氧供应和交换,减轻心肺负担,便于术后抢救。特别需要重视呼吸道的湿化和保持呼吸道的通畅。

●冠状动脉扩张药。常用硝酸异山梨酯(消心痛),一般剂量为 2.5 毫克,2~4 小时 1 次,如无低血压可增至 5 毫克,以防止术后冠状动脉痉挛引起心肌梗死。

●心脏监测。包括心电图、动脉压、中心静脉压和左房压等的监测。这样可以随时了解心功能、血容量、心脏排血功能的情况。一般要求左心房压在 8~15 毫米汞柱,平均动脉压在 80~90 毫米汞柱,中心静脉压在正常范围。

●电解质测定。术后往往出现低血钾,故应随时予以检测,要求血钾维持在 4.5 毫摩/升以上,尤其是在术后应用利尿药和尿量增多的情况下,应及时补充钾。

临床观察,用大隐静脉搭桥较易产生血管内膜增生,严重者可在 3 个月内造成桥的堵塞,而血管内膜的增生又会加速血管的粥样硬化,多数的大隐静脉桥在术后 5 年会出现程度不同的堵塞。哈迪斯顿(Haddieston)报道,对 1 416 例大隐静脉搭桥病例,术后随访 5 年畅通率为 78%,10 年畅通率为 51%。

(2)胸廓内动脉旁路术(图 18):胸廓内动脉旁路术后远期通畅率较好,10 年通畅率＞90％。为节约搭桥材料,本法有时可按需要做序贯吻合,也可与大隐静脉旁路术同时并用。胸廓内动脉能根据心肌供血生理需要而调节血流量,供血满意,而且发生粥样硬化的机会很小,但胸廓内动脉长度有限。左胸廓内动脉主要用做左前降支搭桥,右侧胸廓内动脉可与右冠状动脉或后降支吻合,其他血管需与大隐静脉血管桥合并应用。总之,胸廓内动脉搭桥术已是冠心病的首选手术法。

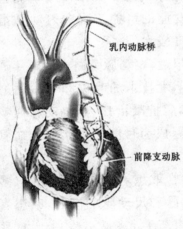

乳内动脉桥

前降支动脉

图 18　胸廓内动脉旁路术示意图

①胸廓内动脉旁路术手术技术。胸廓内动脉血管桥的准备。胸骨正中切口,锯开胸骨,用特制胸廓内动脉拉钩向上向左拉开胸骨,推开左侧纵隔胸膜,即可暴露左侧胸廓内动脉,用电刀沿距胸廓内动脉两侧各 1 厘米处切开胸内筋膜,将胸廓内动脉连同静脉及周围肌肉组织游离,注意用银夹钳闭分支血管。胸廓内动脉血管蒂上缘要分离到左锁骨下动脉起始处,下缘至第六肋间隙。动脉蒂可用稀释的罂粟碱溶液喷洒在胸廓内表面或注入腔内扩张血管以防止痉挛。

②胸廓内动脉旁路术吻合技术。心脏停搏后,用纱布

将心脏垫高,暴露左前降支,切开在狭窄远侧长 5～6 毫米,将带蒂的胸廓内动脉远端剪成 45°斜面,用 8-0 聚丙烯缝线,自胸廓内动脉根部开始,与左前降支连续缝合,吻合完毕开放胸廓内动脉血管阻断夹,检查有无漏血,再用 2 针缝线将胸廓内动脉两侧筋膜分别与心外膜固定,以防吻合口张力大或裂开。胸廓内动脉与大隐静脉并用时,先行大隐静脉搭桥,再行胸廓内动脉吻合。胸廓内动脉游离较为困难,吻合技术要求较高。由于其长度有限,多用于左前降支和右冠状动脉近端狭窄的患者。糖尿病患者如果使用双侧胸廓内动脉,有增加胸骨切口并发症的可能。胸廓内动脉搭桥术后,如需进行二次手术,难度较大。

(3)桡动脉旁路术:早年报道,桡动脉旁路术后 1 年通畅率仅为 50%。近年来,由于手术技术的改进和使用钙通道阻滞药防止血管痉挛,以及术后抗凝治疗,使桡动脉通畅率大为提高,5 年通畅率达 90%,成为目前较受欢迎的血管桥之一。

①艾伦(Allen)实验。通常取患者非优势侧手臂(多为左侧)桡动脉,医生压迫桡动脉和尺动脉的同时,嘱患者反复握紧和放松拳头约 10 次,直至手掌侧皮肤发白,此时医生继续压迫桡动脉而放松尺动脉,患者手掌皮肤颜色立刻转红,这种反应证明切除桡动脉后,通过尺动脉手掌仍能得到足够的血供。

②桡动脉准备。手术时将患者左手臂固定于夹板上,在取桡动脉的同时可解剖胸廓内动脉。前臂纵向切口,切口线沿肱桡肌上缘,切开皮肤、皮下组织及前臂深筋膜,暴露桡动脉血管蒂,注意勿损伤前臂外侧皮神经和桡神经。

血管向上走行,位置较深,并显示前臂肌肉群,分离时仅沿血管鞘进行,注意保护前臂深组织结构。桡动脉近端游离到返支分叉处或尺动脉分叉处,远端直至手腕近肌腱处。其分支可用银夹钳闭,表面做标记,以便吻合时摆正方向,避免扭曲打折。分离后将桡动脉血管蒂置放在硝普钠溶液中,也可将硝普钠注入血管腔内轻轻扩张。同时,在分离桡动脉时,可静脉持续滴注硫氮䓬酮,防止血管痉挛。

③远端吻合。全动脉搭桥时,可用桡动脉桥弥补胸廓内动脉短缺之不足。在利用胸廓内动脉与前降支吻合时,可用桡动脉与左回旋支和(或)后降支吻合,也可进行序贯吻合。序贯吻合时,将桡动脉与后降支端侧吻合,然后行桡动脉回旋支侧侧吻合,通常用 7-0 聚丙烯缝线进行连续缝合。

④近端吻合。通常将桡动脉近端直接与主动脉做端侧吻合。除非主动脉壁严重钙化不宜缝合时,才将桡动脉血管桥近端与胸廓内动脉吻合。在与胸廓内动脉吻合时,沿胸膜表面将胸廓内动脉切开长 4~5 毫米,切口位置应高于肺动脉和左心耳处,注意摆正胸廓内动脉和桡动脉的方向,切勿扭曲,然后用 7-0 聚丙烯缝线进行端侧连续缝合。桡动脉血管桥与升主动脉血管壁吻合的方法同大隐静脉缝合法。如果升主动脉壁较厚或桡动脉较细,可先用静脉补片修补升主动脉,然后将桡动脉与静脉补片相吻合。

(4)胃网膜右动脉旁路术:对曾经做过大隐静脉旁路术、周围血管外科手术、大隐静脉剥离术、下肢静脉曲张、截肢等患者,当胸廓内动脉存在病变或长度不够的时候,可以考虑采用右胃网膜动脉旁路术,通常与大隐静脉旁路术或胸廓内动脉旁路术同时并用。

①基本方法。在术前给患者留置鼻胃管以防术后腹胀。术中把胸骨正中切口向下延长3～5厘米,打开腹腔,暴露胃十二指肠,将大网膜前层的右胃网膜动脉连同脂肪一起游离出来,逐支结扎切断其分支血管使血管蒂长一些,但游离的平面不要超越胰十二指肠上动脉,以免术后发生胰腺炎。用缝线在游离出来的血管蒂上做好记号,固定好右胃网膜动脉的开口,然后在肝左叶的前方或后方,经膈肌上的人工开口把血管蒂牵进心包腔,最后把右胃网膜动脉的游离远端与右冠状动脉或后降支做吻合,也可以与左前降支吻合。

②右胃网膜动脉旁路术的优点。不需要在升主动脉上另做吻合;对年轻的冠心病患者可以先采用右胃网膜动脉旁路,而把胸廓内动脉留到将来使用;右胃网膜动脉旁路提供了第三条动脉通路。

③右胃网膜动脉旁路术的缺点。手术必须进入腹腔,可能会带来腹腔手术并发症;如果患者将来接受腹部手术,有损伤旁路的危险;右胃网膜动脉旁路术的远期效果尚不清楚。

(5)序贯多根吻合术:又称顺序吻合或蛇形吻合。

①基本方法。将大隐静脉桥的远端与冠状动脉病变部位的远端行端侧吻合,然后对距离升主动脉较近的冠状动脉,则利用该桥与冠状动脉做侧侧吻合,最后把大隐静脉桥的近端与升主动脉端侧吻合。这样,一条桥便可以供应多个部位的心肌缺血区。用胸廓内动脉行序贯吻合时,则先用胸廓内动脉与距离较近的病变冠状动脉远侧做侧侧吻

合,最后把胸廓内动脉的远端与距离较远的冠状动脉做端侧吻合。桡动脉旁路术亦同样可做序贯吻合。

马丁(Martin)等测量了 35 例序贯吻合桥的血流速度和血流阻力,发现该术式的冠状动脉和桥的总阻力明显低于单根吻合的大隐静脉旁路,而血流速度则高于后者。血流速度的增快,不仅使序贯吻合桥的通畅率优于单根吻合桥,而且有可能减慢静脉桥的血管内膜增生。桥的堵塞是术后死亡的重要原因,时间越长,越易堵塞,但目前尚看不出序贯吻合与单根吻合在远期死亡率方面有明显的差异。

②序贯吻合的优点

●减少在升主动脉做血管吻合,对患有升主动脉粥样硬化斑块的患者有重要的意义。

●缩短了手术时间和心脏停搏的时间。

●可以序贯在较小的冠状动脉上做侧侧吻合,使心肌再血管化更加彻底。

●序贯吻合可以节省桥材料。

●术后造影显示,序贯吻合桥的近端通畅率优于单根吻合桥的通畅率。

③序贯吻合缺点。序贯吻合的桥一旦发生堵塞,对心肌血液供应的影响很广泛,甚至累及整个心室壁。而单根吻合的桥发生堵塞,则仅是影响一个部位的心肌血供。不过,尼特尔(Neeter)的术后 10 年随访报告却显示,序贯吻合患者猝死率反而低于单根吻合的患者,生存率亦优于后者。

(6)冠状动脉内膜剥除术:适合于单独且较短的内膜斑块,堵塞冠状动脉近端的管腔和远段血液循环较好,左心室耐受手术,基本方法与旁路术相同。在冠状动脉斑块上面纵行切开动脉壁,用器械或高流速的二氧化碳气体冲喷,将内膜斑块从动脉中层剥离,近端游离至冠状动脉开口,远端至壁薄而比较正常的内膜。内膜摘出后,有的可直接缝合切口,有的需用心包和静脉补片缝补扩大管腔,有的将远端内膜断端固定到动脉壁上,以免血流冲击,向内翻转。这种方法的死亡率高达 23%。术后容易形成血栓,同时动脉四周纤维组织增生,逐渐形成动脉狭窄。此外,动脉分支远端内膜断端可内翻或小的斑块脱落,造成分支的堵塞,使手术难以收效,故目前单纯采用这种方法的已不多。有学者认为,做冠状动脉旁路术时,可附加此手术。1980 年,科恩(Keon)等报道冠状动脉病变广泛而不能施行旁路术者,可先行内膜剥除术,再做旁路术,效果与单纯旁路术者相同。

(7)微创冠状动脉搭桥术:早在 20 世纪 50 年代体外循环应用之前,朗迈尔(Longmire)已开始进行胸廓内动脉与前降支吻合的尝试;1962 年,罗比斯顿(Rabiston)将大隐静脉与左冠状动脉吻合;以上手术均是在非体外循环下进行的。后来由于体外循环的推广及普及,冠状动脉搭桥手术一般都是在体外循环心脏停搏下进行的,只有个别医院仍坚持进行非体外循环冠状动脉搭桥术。阿根廷的贝尼塔(Benitta)和巴西的巴弗洛(Buffolo),至今仍坚持在非体外循环下进行冠状动脉搭桥术,并积累了数千例临床经验,为非体外循环或小切口搭桥手术打下了基础。近年来,微创心脏外科在欧美国家也逐渐开展起来,而且手术方法层出不穷。常规胸骨正中切口改为胸骨旁切口或开胸切口,切口长度大大缩短,从而减轻术后疼痛。斯坦福大学首创经股动、静脉穿刺建立体外循环,然后在胸壁打数个小孔,插入胸腔镜和手术器械,在电视荧光屏幕上进行冠状动脉搭桥术。为了增加手术的准确性，外科医生可戴上三维立体眼镜，好似身临其境，从而减少手术失误。此外，与微创心脏外科相关的医疗器械也应运而生。例如，为了减少下肢大隐静脉切口，用内镜剥离大隐静脉，患者腿上只留下数个长约1厘米的切口。各种不同类型的胸廓牵开器、胸廓内动脉拉钩、稳定器也应用于临床。此外，尚有各种非穿透性自动血管吻合器，艾克斯马（Excimer）激光血管吻合术都在研究之中。

微创搭桥具有减少手术创伤，缩短住院时间，降低医疗费用等优点。手术适应证：左前降支单支病变，特别是近端严重狭窄，或完全闭塞，不适于冠状动脉气囊扩张术者；冠状动脉气囊扩张或支架术后狭窄复发者；冠状动脉多支病变患者，伴有肾衰竭、弥漫性周围血管病变、高龄、呼吸功能不全患者；体外循环手术风险较大者，也可考虑在非体外循环下行冠状动脉搭桥术；冠状动脉搭桥术后血管桥闭塞，需再次搭桥手术治疗者；微创手术可与经皮冠状动脉内球囊扩张术或支架术并用，以治疗多支血管病变。在解剖上，较为理想的血管条件为血管直径＞2毫米，近端闭塞但远端侧支血管良好，无钙化、左室功能减退、胸壁较薄、肋间宽，手术较易进行。微创方法又分为非体外循环法、小切口直视法、窗口径路和经皮体外循环法。

14. 冠状动脉搭桥术后患者有哪些注意事项

（1）伤口勤护理：出院时伤口处有轻微的发红、疼痛、肿胀,有时甚至会持续几个月,这是正常现象。回家后要经常检查伤口,若发现有感染迹象,应及时去医院检查。伤口处每日要用清水或抗菌皂冲洗,用无菌敷料覆盖。术后脚踝部可能会肿胀数周,可穿弹力袜或在休息时将患肢抬高,以减轻肿胀。

(2)科学安排饮食:手术后每日应保证摄入适量的水果和蔬菜,多吃蛋白质含量高的食物(如鱼类、蛋类等)和含不饱和脂肪酸的食物(如玉米油、橄榄油、葵花子油等),少吃饱和脂肪酸含量高的食物(如动物油、奶油等)。

(3)少量饮酒和严禁吸烟:术后最好不饮酒,每日最多喝 50 毫升红酒。吸烟是心脏病的重要危险因素,故应严禁吸烟。

(4)多休息:在术后 4～6 周的恢复期内,每日要保证8～10 小时睡眠。所有活动应该安排在充足睡眠之后,活动量以不感觉劳累为宜。

(5)适当参加活动:出院后先可早晚各散步 10 分钟,数日后逐步加快速度,并延长距离。增加运动量过程中,若有轻微头痛、疲劳、出汗、全身酸痛等症状是正常现象。若在运动(如散步)时心绞痛发作,应立即舌下含服硝酸甘油。若仍不缓解,或伴有气急、大汗、疼痛超过 15 分钟,应尽快到医院就诊。夏天锻炼时宜选择在早晨或傍晚天气凉爽时,冬天可选择在体育馆内。上楼是一种中、重度体力活动,家住楼上的患者,可自行缓慢上楼。以后可改为做一些轻微的家务,如打扫卫生、做饭、洗菜等。要避免抬举重物,如搬家具、擦地板等。术后 4～6 周避免牵拉胸部的动作,包括抱小孩、推移重物、开车等。

（6）注意记忆力和视力的改变：手术后可能出现记忆力暂时下降、注意力不集中。但这种情况并不多见，通常在几周内可恢复正常。术后一般都有轻微的视力改变，但 6 个月后都能恢复至术前视力。

（7）注意心理的负面影响：手术不仅对身体创伤较大，而且对精神心理也有较大的负面影响，不少患者会出现情绪低落。如果出现睡眠障碍、乏力、嗜睡、冷漠等症状及绝望倾向，这些都是抑郁症的表现，应当及时到正规医院心理咨询科就诊。

15. 冠状动脉搭桥术后如何护"桥"

冠状动脉搭桥术后，若不注意饮食习惯的改变、生活方式的调整及合理用药，所搭的"桥"将时刻面临再堵的危险。因此，患者术后还应做到以下几点。

（1）主要饮食：主食除米面以外，适当搭配杂粮及豆类。瘦肉（鸡、鱼）每日 100～150 克，不吃肥肉，少吃动物内脏。用植物油，不用或少用动物油。青菜、水果多吃有益。花生、核桃仁可常吃，但不宜过量。食盐要控制，成人每日摄入 5～6 克就足够了，建议选择市售的低钠盐。

（2）控制饮酒：尽量少喝酒，即使是葡萄酒也应有所节制。最有益的饮料是白开水和茶，不要多喝含糖饮料。

（3）适当活动：术后早期及恢复期应适当活动。患者术后第一次从事体育运动时，必须测脉搏，要严格按运动处方进行，既不"保守"，也不"激进"，要循序渐进、持之以恒。运动前要做好准备活动，如果在运动中出现胸闷、胸痛、憋气、头晕、心跳加快等不适,应立即停止活动,并及时到医院就诊。患者可随身携带硝酸甘油等急救药品,以备不时之需。饭前、饭后不要立即运动。阴雨天、气候闷热或寒冷时,应减少运动量或暂停运动。运动后,应休息 20 分钟再沐浴。需要提醒的是,体育运动不能完全取代药物治疗,患者切忌擅自改变治疗心脏病药物的用量和方法。

(4)坚持用药:术后应保持血压平稳。血压过高会增加心脏负担,血压偏低会妨碍"桥"内的血液流动。若没有禁忌证,应尽可能终身服用肠溶阿司匹林,以防止"桥"内血栓形成。

(5)定期监测:患者术后应定期到医院复查。须做心电图、放射性核素或者冠状动脉造影,以监测"桥"是否通畅。

16. 冠状动脉搭桥术后护理内容有哪些

(1)心理护理:待患者麻醉清醒后,运用语言和非语言主动与患者交流,向患者讲解留置各种管道的意义,以减轻其焦虑,主动配合治疗;降低各种仪器的报警声,营造安静、舒适的住院环境,使患者情绪稳定。

(2)呼吸系统管理

①机械通气护理。保持室内适宜的温、湿度,应用加湿器保持相对湿度在 50%～60%,保持呼吸机良好的工作状态,预防呼吸道感染。根据血气分析结果及时调整呼吸机工作参数,尽早拔除气管插管,可改善患者的心脏功能,减轻痛苦及减少呼吸系统并发症,易于术后管理,减少升压药、利尿药及液体的用量;机械通气期间应保持安静、谨慎,以避免意外情况的发生。

②呼吸道护理。待患者麻醉清醒后抬高床头 30°,有利于肺扩张,防止肺不张;拔除气管插管后严密观察患者的呼吸变化;鼓励并指导患者有效深呼吸,可以松动肺底分泌物,配合有效咳嗽,使痰液移动并咳出,咳嗽时双手按压胸部切口,以防切口裂开;定时超声雾化吸入。

(3)心电监护:持续监测心率、脉搏、呼吸、血压及经皮血氧饱和度。控制心率＜90 次/分,以防心率过快、心肌耗氧量增加,影响每搏输出量,减少冠状动脉灌注;定期复查心电图,判断有无病理性 Q 波及 ST 段、T 波变化,并与术前心电图对照,判断术后心肌供血有无改善。

(4)维持水及电解质平衡:术后摄入过多液体易加重心脏负荷,引起心力衰竭、肺水肿等并发症。应准确计算出入量,尿量少时可适当给予利尿药,保证尿量＞50 毫升/小时;定时测中心静脉压,保持在 0.6～1.2 千帕;定期血化验检查,使血红蛋白保持在 90 克/升以上、血细胞比容 35％左右、血清钾维持在 4～4.5 毫摩/升,发现异常及时报告医生。

(5)胸腔纵隔引流管及心包引流管的护理:妥善固定胸腔纵隔引流管,防止滑脱;低负压持续吸引,定时挤压引流管,保持引流通畅,防止引流管折叠、血块堵塞致心脏压塞;更换引流瓶时必须严格无菌操作,保持闭式引流的密闭性;观察引流液的性质和量,参阅床旁 X 线胸片和心脏 B 超,以便及时发现出血;如出血量＞200 毫升/小时,需警惕活动性出血;持续 3 小时超过 500 毫升/小时,做好开胸探查止血的手术准备。

(6)疼痛护理:疼痛与手术创伤有关。镇静镇痛,保证患者充分休息,避免冠状动脉痉挛加重心肌缺血。如疼痛明显,可用镇静、镇痛处理,如肌内注射哌替啶(度冷丁)75～100毫克,睡前口服艾司唑仑(舒乐安定)2毫克。

(7)并发症的观察与护理

①脑卒中。脑卒中与患者颈内动脉斑块形成,甚至狭窄、慢性房颤、近期心肌梗死和左房附壁血栓有关。注意观察患者意识、瞳孔变化,麻醉清醒后观察肢体活动情况,术后3小时未清醒或出现抽搐、瞳孔不等大时应及时报告医生,并应用甘露醇脱水利尿及其他相应的治疗措施。

②低心排血量综合征。与失血、过度利尿、外周血管过度扩张引起的低血容量或外周血管收缩、术后低温有关。观察患者有无烦躁或精神不振、四肢湿冷、发绀、毛细血管再充盈减慢、呼吸急促、血压下降、心率加快、尿量减少,或伴有代谢性酸中毒等低心排血量表现;心电监护注意心率、血压变化,血压最好控制在100～140/60～90毫米汞柱,合并高血压患者血压控制在120～140/80～90毫米汞柱为宜。冠状动脉搭桥术后患者20%～30%有高血压表现,为控制血压,术后早期镇静方法是静脉持续泵入丙泊酚每小时4～10毫克/千克体重,必要时可与肌肉松弛药合用,效果更佳。遵医嘱应用硝普钠等降低后负荷药物,扩血管药物从小剂量开始,避免血压在短时间内突然下降;对心肌收缩力差者,应用多巴胺、多巴酚丁胺、米力农或正性肌力药物与扩血管药物联合使用。

③肾功能不全。肾功能不全与长期动脉粥样硬化、高血压和糖尿病累及肾动脉造成肾动脉狭窄、肾小球受损,以及术中、术后动脉灌注不足有关。术后保持尿量每小时>0.5毫升/千克体重,血压最好控制在100～140/60～90

毫米汞柱,确保肾血流的灌注,发现尿量、血压异常及时报告医生处理。如血钾＞6毫摩/升,有明显的氮质血症,应采取肾功能替代治疗措施(腹膜透析效果不佳可选择持续血液滤过或者血液透析)。

④下肢深静脉栓塞。与大隐静脉剥脱及长时间卧床有关。术后及时复查凝血功能系列检查,取大隐静脉侧的肢体抬高 $20°\sim30°$。并观察肢体温度、颜色、足背动脉搏动情况,做主动、被动运动,或应用弹性绷带包扎以减轻肢体肿胀,防止血栓形成。

综上所述,行冠状动脉搭桥术的患者大多数为老年人,心功能相对较差,体外循环转流时间长,手术创伤重,术后并发症多,监护难度大。术后严密心电监护,维持水及电解质平衡,做好呼吸道管理、疼痛护理,以及胸腔纵隔、心包引流管的护理,加强并发症的观察与护理,是手术成功的关键。

17. 冠状动脉搭桥术后患者需要知道及注意哪些问题

冠状动脉搭桥手术后,无论是心脏功能还是全身的状态都有一个逐渐恢复的过程,因患者术前的冠状动脉病变程度、心功能状况、体质等方面的情况不同,术后恢复的时间会有差别,通常需要 6 周左右。此期间有些注意事项是要遵守的,这样有利于患者尽快恢复,从而获得满意的手术疗效。

(1)饮食:手术后的恢复期,通常需要增加热量、蛋白质及维生素的摄入,以促进术后尽快康复。但在这以后,对冠心病患者而言,膳食治疗即控制高脂血症则是一项长期的任务。因为冠状动脉搭桥手术只是治疗了冠状动脉堵塞造成的心肌缺血,而不是针对冠心病病因的治疗。因此,在饮食方面,注意控制高脂血症的发生是预防和减缓冠状动脉术后再堵塞的重要措施之一,应长期坚持低脂肪、低胆固醇饮食。对于伴有高血压的患者提倡低盐饮食,每日食盐摄入量应低于 6 克。合并糖尿病的患者,应严格"糖尿病饮食"。同时保持大便通畅,多食粗纤维食物,避免暴饮暴食。

(2)吸烟、饮酒:冠状动脉搭桥术后,患者应绝对戒烟戒酒,同时也应避免被动吸烟。

(3)运动:最初可以在室内和房子周围走动,走动时要扶着东西,然后感觉没有困难时,可以开始散步,这是一个很好而且有效的锻炼方法。这个方法可以改善血液循环、增加肌肉和骨骼的力量,开始行走的速度及步伐以感觉舒适为标准,以后逐渐加快步伐,以增加心率和呼吸频率,可以每日 3 次,每次 5 分钟,从舒适的散步开始,然后逐渐增加散步的时间和距离,以自己能够耐受为准。一天多散步几次,比一次长距离散步更有益一些,坚持每日散步,并且把每日的散步距离逐渐增加,只要能够耐受,可以慢慢的上楼梯、上小山坡。在运动和锻炼的过程中,如果出现胸痛,就应立即停止;出现气短、哮喘或疲劳,也应立刻停止。如果这些症状消失了,可以以较慢地速度继续活动,然后逐日增加。在完全恢复体力之前,疲劳是不可避免的,活动时您会感到自己的心脏跳动非常强,但只要心跳规律且不特别快,这是正常的,不要有顾虑。少数情况下,有人感到心脏突然失控或跳动过快,可能感到轻度头晕、乏力、脉搏不规则,请和医生联系。以下是训练推荐：

第一周：每日 2 次，每次散步 5 分钟。

第二周：每日 2 次，每次散步 10 分钟。

第三周：每日 2 次，每次散步 20 分钟。

第四周：应该增加到每日散步 1 000 米。

（4）工作：工作的恢复要取决于术后精力和体力的恢复状况，尽可能避免做重大的决定，如投资、财务、家庭等方面的重大决定（至少在术后 1 个月之内避免）。在出院 4～6 周以后，可以和医生讨论重返工作岗位的问题，由于每个人的情况不同，体能不同，以及所从事的工作性质不同，所有这些因素必须综合加以考虑。

（5）家务劳动：大约在术后 2 周以后，如果感觉恢复良好，可以开始家务劳动。最初从事一些轻微的家务劳动，如清除灰尘、管理花木、帮助准备饭菜等，但是那些需要大量体力的活动，如用吸尘器清洁地板、抱小孩、移动家具等，都应推迟到晚一些时间开始。

（6）访问待客：在回家的头几周，应尽量避免吵闹，避免与外伤、感冒、咽痛或其他有感染征象的人接触。在身体完全恢复之前，除非医生允许，应尽量避免他人频繁的探视或参加各种类型的聚会。

（7）伤口的保护和处理：手术后的数周内，通常伤口周围（甚至肩部、背部）会有不同程度的疼痛，并且局部有时发红，通常情况下一段时间后会自行消失，但也有超过数周或更长时间。尽管也是胸痛，但疼痛性质与搭桥前心绞痛完全不同，一般不需特殊处理。但如果伤口出现较严重的疼痛、红肿，甚至有分泌物从伤口流出，应尽快去医院就诊。

冠状动脉搭桥的患者,通常在腿部有一个切口(取大隐静脉),故在休息或坐位时,尽量抬高下肢,这样会有利于减轻腿部的不适或肿胀。如果胸部或下肢的伤口感觉不适,可以适当给予局部热敷,需要时也可以在医生的指导下口服一些镇痛药物(如芬必得)。但是,如果伤口的疼痛问题长期存在或逐渐加重,就应到医院就诊。

有些因素会导致全身不适或疼痛,其中包括体温变化、感染、长时间保持一个体位等。如果存在伤口疼痛,可以尝试双肩前耸,以减轻疼痛。术后应保持正确的姿势是当身体直立或坐位时,胸部应尽可能挺起,将两肩稍向后,尽管保持这种姿势在术后早期有点不适,但在伤口愈合的这一阶段,局部组织尚有弹性(如橡胶绷带似的),但伤口一旦愈合成瘢痕就失去了弹性。如果没有在此恢复阶段保持正确的姿势,当挺胸站直的时候,会有胸部被勒紧的感觉。伤口表面的小纱布是临时的,应该在拆线以后3天予以去除,拆线以后1周左右,只要伤口愈合良好,可以用清洁的水和肥皂清洗伤口周围,但要保持伤口清洁干燥。不要在伤口完全愈合之前,局部使用清洁剂、爽身粉、润滑油及酒精类的物品。在伤口愈合之前不可游泳和做投掷运动。

有些取桡动脉(上臂血管)的患者,术后会出现手指发麻,原因是取桡动脉时可能会损伤局部的小神经而致拇指和食指发麻,但多数在3~6个月后能自行恢复,一般不必特殊处理。

(8)胸骨愈合:在最初的3个月,勿抬举超过5~10千克的物品。伤口恢复大约需要6周(个体亦有差别),胸骨的愈合约需3个月的时间。在这个恢复过程中,尽管胸骨不会因轻微活动而裂开,但是依然有必要对其保护。在恢复期内,要避免胸骨受到较大的牵张,如举重物、抱小孩、拉超重的物品、移动家具等,这些动作对正在愈合的胸骨会造成一个张力,会造成胸骨错位或钢丝松动。按照患者以往的观念和感觉,可以举起更重的物品,但伤口不一定能耐受,合理的运动应该是既不伤害胸骨,又使上肢肌肉保持一定的张力,同时又避免肩部的僵硬,这样有利于尽快恢复。如果感觉局部疼痛,胸骨移动增加,或有分泌物从伤口局部流出,或伤口局部红肿增加,应尽快找相关的医生就诊。

(9)护袜:在最初的恢复期中,取血管侧下肢应穿护袜(弹力袜),这样能改善下肢的血液供应,减少体液在下肢的聚积,从而减轻下肢水肿。故在手术后的 4～6 周甚至更长时间,在离开床时应穿上这种护袜(弹力袜)。回到床上休息时,再把弹力袜脱去。

(10)自我监测:对于合并高血压病或糖尿病的患者,建议家庭应配备血压计、血糖仪,在家定期自行监测血压、血糖水平。亦应定期监测心率(脉搏),注意心率的次数及节律;冠心病患者心率最好控制在静息状态下 60～80 次/分,血压及血糖应控制在正常范围内。

(11)药物治疗:医生在出院时会带一些术后服用的药物,这些药物对术后康复、巩固疗效有治疗作用,在服药过程中应注意以下几点。

①要知道所服用的每一种药物的名称及形状。

②按照医生的医嘱,按时按量服用药物。

③请勿在未得到医生准许下停用药物或随便加用其他药物,如果出院带药即将用完,应及时到医院开药、继续服

用治疗。

④请勿将药物给家人或亲朋好友服用,该种药对你是有益的,而对他人可能是有害的。

⑤请将服药期间的任何不良反应告诉医生,有些药物存在轻微的不良反应,随着时间的推移不良反应会逐渐消失,但有些可能持续存在,请勿忽略。

18. 冠状动脉搭桥手术有何并发症

手术中或手术后并发心肌梗死是冠状动脉搭桥术最严重的并发症,主要与手术技术和病例选择有关。若冠状动脉近端阻塞而其分支血流通畅,左心室功能较好,心绞痛不严重,体外循环时间在 2 小时以内,移植血管的数目少者,术中或术后心肌梗死的发生率较低,为 3%~5%。反之,心肌梗死的并发率可达 10%~15%。经过多年的临床实践,心肌梗死并发率有明显下降。艾福乐(Effler)报道 4 935 例中,在 1972 年以前的并发率为 7.2%,以后为 3.8%;文森特(Vincent)在 1970~1977 年的 2 000 例中,早期并发率10%,后期并发率3%。其次是室性心律失常和低心排血量综合征、出血等,须及时诊治,稍有延误,即可引致死亡。

冠状动脉搭桥术是一种要求高度精确的手术,术中需要准确决断,如主动脉插管的位置,心肌保护方法的选择,冠状动脉吻合口的位置、大小、数目,移植血管的材料和长度等。手术操作要轻巧、快捷,吻合要精确、严密。同时,手术中还可能遇到各种各样的困难,处理得好,绝大多数患者可顺利康复;如缺乏经验,或处理失当,将导致严重甚至致命的并发症。关键在于积极预防和处理。

（1）术后出血：术后出血并不常见，发生率＜1％。乳内动脉血管床或心包、胸膜、膈肌，以及其他胸壁组织止血不彻底，乳内动脉或静脉分支出血，吻合口缝合不严密或合并感染，主动脉壁组织薄弱，缝线切割，肝素中和不够、反跳，停用阿司匹林时间过短，凝血功能紊乱等，均可造成术后出血。如系远端吻合口出血，常需在体外循环下缝合止血。特别是左边缘支吻合口出血，探查时需抬起心脏，注意血压和心率变化，以免发生室颤；另外，此处出血在抬起心脏后可能看不见，放下时方见心包后迅速积血，应在肝素化、体外循环下修补止血。

（2）心脏压塞：如患者术后出血，引流不畅，引流液由100毫升以上突然减少，同时患者有低心排血量征象，表现为心率快、烦躁、血压低、尿少、四肢湿冷、中心静脉压高等，应高度怀疑心脏压塞的可能，尽早通过超声心动图检查确诊，积极开胸探查，解除对心脏或冠状动脉移植血管的压迫，彻底止血。

（3）低心排血量综合征：由于患者术前心功能差，合并肺动脉高压，术中同时需行其他手术如瓣膜置换等而致手术时间过长，或因手术者技术欠佳，心肌保护不好，主动脉阻断时间过长，心肌缺血解除不满意等，均可导致术后心排血量下降。表现为低血压、心率快、尿少或无尿、四肢湿冷、代谢性酸中毒等。心排血指数＜2升/分/平方米，肺毛细血管楔压升高，血氧饱和度降低。此时应静脉加用多巴胺、多巴酚丁胺或肾上腺素等治疗；心率慢者需用起搏器，以使心率维持在80～100次/分钟，必要时可用主动脉内球囊反搏或左室辅助设施治疗。

主动脉内球囊反搏是机械性辅助循环方法之一,通过物理作用,提高主动脉内舒张压,增加冠状动脉供血和改善心肌功能,现已广泛应用于心功能不全等危重病患者的抢救和治疗。它是由固定在导管的圆柱形气囊构成,将其安放在胸主动脉部位。导管近端位于左锁骨下动脉末梢,远端位于肾动脉。当心脏舒张时气囊充气,心脏收缩时气囊放气,由此产生双重血流动力学效应:心脏舒张气囊充气使血流向前,提高舒张压和冠状动脉的灌注。气囊在心脏收缩之前放气降低收缩压(心脏后负荷)从而改善了左室射血。通过控制台可以在每一个心动周期内气囊充放气一次(1:1模式)也可以每两个心动周期内气囊充放气一次(1:2模式),每三个心动周期内气囊充放气一次(1:3模式)。控制台可以根据进入气囊的气体量的多少来调整气囊的大小。主动脉内球囊反搏可降低主动脉阻抗,增加主动脉舒张压,而降低心肌耗氧,增加氧供,达到改善心功能的目的。

(4)围术期心肌梗死:由于患者血管条件差、手术失误和术后循环维持不满意,可引起围术期心肌梗死,发生率在2.5%~5%。心电图表现为 ST 段弓背上升、单向曲线,出现新的 Q 波,结合肌酸激酶或肌酸激酶同工酶、乳酸脱氢酶、天门冬氨酸氨基转移酶等血清酶谱检查,可以确诊。如梗死面积小,程度轻,对血流动力学影响不大,可继续观察和静脉输入硝酸甘油、肝素等治疗;如对心功能造成明显影响,引起血压下降,则应给予多巴胺等正性肌力药物,必要时加用主动脉内球囊反搏,一般多可渡过术后危险期;如患者术后早期血压平稳,突然出现心率快、血压下降、心律失常,伴有心电图 ST 段升高,通过积极处理如输血、应用升压药后仍无改善,应高度怀疑围术期心肌梗死,多数是因心肌缺血所致,需积极手术探查,必要时重做手术。

(5)心律失常:冠状动脉搭桥术后心律失常较常见,多为室上性心动过速或心房纤颤,也可见室性期前收缩,与患者术前病变范围和程度、术中心肌保护、心功能状态、术后血气及电解质改变有关,应尽早去除病因。静脉注入胺碘酮可有效地控制心律失常;如系室性期前收缩,则给予利多卡因等治疗。

(6)呼吸系统并发症:患者年龄大,术前肺功能差,有吸烟史、支气管扩张史、术中膈神经损伤、膈肌抬高、伤口疼痛、咳嗽无力、排痰困难、手术时间长,均可导致患者术后呼吸功能不全、肺不张或合并感染;应加强体疗和呼吸道护理,必要时可借助支气管镜、呼吸机进行治疗。术前加强呼吸训练,术中避免损伤膈神经,多可预防呼吸系统并发症。

(7)脑血管意外:患者高龄、脑动脉硬化或狭窄,或有高血压、脑梗死病史,手术时肝素化和体外循环对动脉压力和血流量的影响,都可加重脑组织损害;术中循环系统气栓及各种原因的脑血栓、脑梗死或脑出血,均可引起术后患者昏迷,应对症处理。个别患者有精神症状,如烦躁、谵妄等,口服奋乃静治疗,一般 3 天内均可恢复。良好的麻醉和体外循环技术是避免脑并发症的关键。

19. 冠状动脉搭桥手术有何优势

治疗冠心病主要有药物治疗、冠状动脉搭桥术及支架介入三种方式,各有千秋。服药并不能改变血管狭窄的状况,但药物仍是冠心病治疗的基础及重要手段。过去在心脏血管发生严重狭窄的情况下,就要考虑做心脏搭桥手术,而现在当冠状动脉血管存在严重狭窄(70%以上)或闭塞的时候,可以考虑经皮冠状动脉内球囊扩张术或支架介入治疗。

随着治疗冠心病的方法日益完善,创伤小的支架治疗成为很多心脏病患者的首选。甚至有人声称"心脏搭桥"手术即将退出历史舞台。其实,搭桥手术的优势是不可替代的。

(1)冠状动脉再狭窄率一直是介入治疗的软肋,在狭窄的冠状动脉处放置普通支架,半年的再狭窄率为30%左右;即使使用药物涂层支架,再狭窄率也在5%左右。而心脏搭桥手术,就不用过多担心再狭窄问题。

(2)应用血管在冠状动脉狭窄远端建立一条通道,使血液绕过狭窄部位而直接到达远端,从而很快消除心肌缺血症状;冠状动脉搭桥术所用血管可以通过内镜采集术,用患者自身的乳内动脉、大隐静脉等,成功率更高。

(3)适应范围更广,避免短期冠状动脉再度狭窄或阻塞,晚期通畅率高。

(4)综合采用小切口、胸腔镜、不停搏、全动脉化及复合或镶嵌等技术,创伤小,恢复快,花费少。

另外,并不是所有冠心病患者都适合做支架治疗,如血管的分叉处,或者一根血管有两处以上狭窄,或者血管完全闭塞等情况放冠状动脉支架就比较困难,而且风险也大。事实上,对于复杂病变,外科心脏冠状动脉搭桥手术仍是最佳选择。用"立竿见影"形容搭桥手术的术后效果很贴切,许多患者在接受心脏搭桥手术后几天,便能上下楼梯,一周后便能走出家门,术后 1～2 个月就能上班。近年来,随着外科微创技术的迅速发展,搭桥手术不用切开胸骨就能完成。因此,心脏搭桥术有广阔的发展前景。

20. 如何考虑冠状动脉搭桥手术的风险

中国医学科学院阜外心血管病医院院长、心血管病研究所所长胡盛寿教授说:冠状动脉搭桥术虽然有一定风险,但采用冠状动脉搭桥手术仍是目前世界范围内治疗冠状动脉狭窄、心肌缺血最有效的手段之一。

在医院里,医生会根据患者的具体情况来确定一种适合患者症状的最佳治疗手段,如药物治疗、介入治疗或搭桥手术治疗。

介入治疗的优点是创伤小、恢复快,易于被患者接受。但是,介入治疗有一定的适应证,而且血管狭窄的复发率较高,做普通支架半年内可能有 20％ 左右的患者会出现血管再狭窄的现象,而采用药物涂层支架使血管再狭窄有了明显下降。目前采用介入治疗冠心病的范围越来越广,由早期简单的、局限的单支病变、两支病变到现在治疗冠状动脉狭窄的各类病变等。但是,介入治疗并不适合所有的冠心病患者,对于病变比较广泛及特殊部位病变的患者,采取冠状动脉搭桥手术治疗要比介入治疗效果好。因为采用冠状动脉搭桥手术可以彻底地解决患者冠状动脉狭窄的情况,复发率低,远期效果好。但该手术创伤比较大,而且有一定的手术风险。尤其是对于年龄较大、既往有合并脑动脉硬化、发生过脑梗死病史的人,容易出现脑神经系统并发症,轻者会出现一过性记忆力减退,但绝大多数患者在1周至7个月可以恢复正常。而严重者可能会遗留永久性脑损伤,包括昏迷、偏瘫、失语、严重记忆力减退、性格改变等。这种情况一般局限在部分高危患者,发生率较低。

总体来讲,在搭桥手术数量超过2 000例的医疗单位中,外科技术就已经成熟,搭桥手术的死亡率低于2%。

21. 运用冠状动脉搭桥术而不运用支架置入术的标准是什么

2009年年初,由美国心血管方面颇具权威和影响力的六大学会联合发起的由19名代表冠心病介入专家、心外科专家,以及公共卫生、卫生经济学、医疗保险和公共卫生计划官员参加讨论制定的《冠状动脉血管重建的适宜规范使用标准》(以下简称《标准》)被公布。

该《标准》具有充分的代表性,避免了介入专家或搭桥专家自说自话。以往的指南过于原则,而《标准》具有明确的可操作性。它从医生可能遇到的临床180种情况中选出73种,根据每一具体患者的血管病变部位与特征,临床症状的轻重缓急,是否充分使用了抗心绞痛和无创伤检查评估未来风险程度,来确定患者是否需要治疗之外的血管重建手术。如需要,进一步确定应做支架治疗还是搭桥治疗。

《标准》指出,冠状动脉左主干的病变所致狭窄,无论一个血管还是多个血管病变,无论有无糖尿病、心功能受损,搭桥都为适宜技术,而支架不适宜。

冠状动脉左主干就像一棵大树的树干与主干,一旦闭塞,大面积的心肌会失去血液供应,很快致命。人体胸壁后方走行的左乳和右乳内动脉与冠状动脉及供应脑的动脉不同,很少发生动脉粥样硬化和血栓。如果用这两条动脉进行冠状动脉左主干搭桥,10 年后 90% 以上的血管依然开通。如果在左主干放上支架,有中、远期血栓风险,一旦发生血栓,后果常为猝死。为了预防支架内的血栓,接受支架治疗的患者需长期服用阿司匹林和氯吡格雷,这使患者又处在一种出血危险性增高的境地。

22. 什么是停搏与不停搏冠状动脉搭桥术

(1)冠状动脉停搏搭桥术:1997 年以前,国内医院做冠状动脉搭桥手术,一般采用体外循环冠状动脉搭桥术(心脏停搏冠状动脉搭桥术)。这种手术是利用特殊的药物使心脏停止跳动,全身的血液被引到体外一专门的机器里(医学上称为体外循环机),由机器驱动血液流动并在机器里进行血液的氧合,然后在停止跳动的心脏上进行血管的缝合。这种方法的优点是手术操作方便,可以在安静、无血的视野里进行手术;但缺点是创伤大,术后并发症较多。

(2)冠状动脉不停搏搭桥术:方法是不需要使心脏停止跳动,搭桥术是在跳动的心脏上进行,无需使用"人工心肺机"的转流,让心脏自主跳动,并维持正常的血液循环,同时借助特殊的微创牵开器、冠状动脉固定器,将需要搭桥的心脏局部加以控制,使之处于相对稳定的状态,便于外科医生直接在跳动的心脏上进行血管吻合,这种方法被称为不停搏搭桥术。该固定器的支架压脚的作用和形状,像缝纫机的压脚,支架固定在"胸骨牵开器"下面,伸出一支凹形压脚,压住心脏搭桥的那根动脉血管的部位,压后呈"山"字,"山"中间的"1"是那根动脉血管,心脏这个部位被压住,然后进行该动脉的搭桥手术。由于是在跳动的心脏上进行血管的缝合,因此操作难度大,需要很高的手术技巧。它的优点是创伤小、不需要使心跳停止,术后康复快,适用于几乎所有需要搭桥的患者,尤其适用于年龄大、伴有多种疾病的患者。

冠状动脉手术发展很快,目前一年的冠状动脉搭桥手术量比过去十余年还多,而且技术水平多样化,如小切口微创冠状动脉搭桥术;心肌干细胞移植术;使用声控或手控智能机器人在非体外循环下行冠状动脉搭桥术等。

23. 冠状动脉搭桥手术后的危险因素有哪些

影响冠状动脉搭桥手术预后的危险因素主要取决于两个方面:一方面是患者的全身健康状况和全身主要脏器功能状况;另一方面是手术再血管化的完全程度。冠状动脉搭桥术的术后早期死亡率目前为 $1\%\sim2\%$。外科医生对手术适应证的掌握和对病例的选择将直接影响住院期间病死率的高低。术后早期的危险因素主要是心脏本身因素,如既往心脏手术史、心绞痛分级Ⅲ至Ⅳ级、既往的心肌梗死病史、急症手术及左心室功能状况。而非心脏因素对术后中远期的影响更大,包括慢性阻塞性肺病、肾衰竭及术前左心功能严重受损等。以下是影响术后早期死亡的相关因素。

(1)年龄是搭桥手术后死亡的强危险因素,高龄患者术后的死亡率显然更高。70 岁以下患者死亡率 2％～3％,而 70 岁以上患者为 8％。

(2)女性在搭桥术后早期病死率高于男性,这主要与女性患者体表面积及冠状动脉口径较小,发病年龄偏大、并发症发病率高、心功能Ⅲ至Ⅳ级比率高有关。

(3)既往有心脏手术病史,再次搭桥手术后早期病死率高,在远期疗效方面,二次或多次手术效果也不如首次冠状动脉搭桥的效果。

(4)急症搭桥手术危险性较高。

(5)术前左室射血分数低下,左室舒张末内径增大,左心室功能是影响术后病死率的主要因素。

(6)术前心绞痛分级为Ⅲ至Ⅳ级,手术风险加大。

(7)患者术前合并肥胖、糖尿病及肺、肝、肾等重要脏器功能不全和伴发有脑血管疾病,术后并发症几率高,且影响搭桥术后的生存率。

(8)搭桥手术同时配合做其他心脏手术,如换瓣手术;心肌梗死的严重并发症室壁瘤、室间隔穿孔等,配合手术时增加手术风险。

(9)手术再血管化不完全。

(10)左主干病变狭窄程度超过 70％的病变支数影响术后病死率。术前合并心源性休克可使用主动脉内球囊反搏。

24. 老年急性心肌梗死患者能做搭桥手术吗

老年急性心肌梗死患者是可以做冠状动脉搭桥手术的,其有一定的适应证和禁忌证。在临床上,患冠心病的人大多数为老年人,所以搭桥术适合老年患者。

(1)早期急诊冠状动脉搭桥术的适应证

①绝对适应证。经皮冠状动脉内球囊扩张术治疗失败,患者仍持续胸痛或血流动力学不稳定(心源性休克或左心衰竭)者。梗死后持续胸痛,冠状动脉造影为左主干病变或 3 支病变,或左前降支近端病变有 2 支血管受累,或双支血管病变伴左心功能较差,不适于经皮冠状动脉内球囊扩张术者。

②相对适应证。并发室间隔破裂或急性乳头肌断裂而需手术修补,同时做冠状动脉搭桥术。合并心源性休克而不适合做经皮冠状动脉内球囊扩张术,在主动脉气囊泵支持下急诊做冠状动脉搭桥术以挽救生命者。

③禁忌证。估计冠状动脉搭桥术死亡危险超过药物保守治疗者。

(2)溶栓后冠状动脉搭桥术的适应证:溶栓后仍有持续性胸痛,闭塞或狭窄的冠状动脉不适于经皮冠状动脉内球囊扩张术;运动试验明显阳性、能纠正的机械并发症、左冠状动脉主干病变、多支冠状动脉病变用经皮冠状动脉内球囊扩张术治疗效果不佳者。

25. 冠状动脉100％堵塞的能否搭桥

完全性冠状动脉闭塞的患者是可以做冠状动脉搭桥术的。胡振雷报道：有一位老年男性患者冠状动脉造影结果显示：冠状动脉左前降支严重狭窄，左回旋支严重狭窄，右冠状动脉远端完全闭塞，没有显影。考虑到患者是下壁心肌梗死，所以一定要想办法恢复右冠状动脉血供。手术当中仔细探查，终于找到了右冠状动脉闭塞处，并发现闭塞远端通畅，给它搭了桥后，重新恢复了心脏下壁的血液供应。术后老先生恢复很顺利，10 天左右即康复出院。

有人认为：100％狭窄的冠状动脉是无法搭桥的，因为没有"桥墩"，即狭窄远端没有管腔。其实不然，多数情况下手术当中会发现堵塞远端的冠状动脉管腔尚存，可以搭桥，而且这种情况下搭桥往往效果彰显——血流从无到有，可以挽救尚存活的心肌细胞。

26. 糖尿病患者能做冠状动脉搭桥手术吗

糖尿病患者虽可以做冠状动脉搭桥手术，但糖尿病患者病变特点多为弥漫性，而且远端病变多见，完全血运重建较为困难，危险性较高。学术界有很多学者研究及关注于糖尿病患者血运重建的问题，总体结论如下。

（1）接受降糖治疗的多支病变患者，搭桥手术的远期生存率高于支架治疗，再次血运重建率显著低于支架治疗。

(2)糖尿病患者采用乳内动脉搭桥的远期生存率高于大隐静脉桥搭桥或支架治疗。

(3)糖尿病患者接受支架治疗的远期生存率明显低于非糖尿病患者。

同时伊利兹(Elezi)观察发现,与无糖尿病的患者相比,糖尿病患者支架置入后亚急性支架内血栓的发生率有增加的趋势。阿比萨德（Abizaid）也在胰岛素依赖性糖尿病(DM)患者观察到类似结果。

27. 糖尿病患者冠状动脉搭桥术后如何护理

(1)术后监护

①常规护理和监测。常规接好各管道及监护仪、呼吸机,去枕平卧至拔除气管插管。进行病情监测,准确做好各项记录。

②血糖的监测。糖尿病患者接受冠状动脉搭桥手术,由于机体对创伤等因素的应激反应,血糖水平会明显增高,因此术后监测血糖极为重要。监测血糖时应严格执行无菌技术操作原则;采血时勿用力揉捏指尖,采血量以能让试纸吸血区反面变蓝为宜,动作要轻稳、快捷。术后每2小时检测一次血糖;对拔除气管插管已能进食患者,改为4小时检测一次血糖,检测时间在空腹或餐后2小时进行;同时进行尿糖、尿酮的监测,一般4小时1次;血糖控制稳定后可改为三餐前加睡前检测;如尿糖检测结果有明显变化或患者出现神志淡漠、出冷汗、面色苍白、心慌等低血糖反应时,应随

时检测血糖,及时处理。

③血糖的调整。糖尿病患者术后切口愈合不良及感染发生率是其他患者的 2 倍,围术期血糖水平的调整对切口愈合很重要。应依据血糖、尿糖监测结果,制订治疗方案,控制血糖至 6～9 毫摩/升,尿糖至"±",对糖尿病患者病情的控制及术后切口的愈合起着举足轻重的作用。

④优泌林的使用。为防止和纠正代谢紊乱,预防酮症酸中毒等并发症发生,维持水、电解质、酸碱平衡,糖尿病患者在术后早期均主张用优泌林控制血糖,直到病情稳定后再逐渐过渡到术前的糖尿病治疗方案。优泌林初用剂量为患者每日的基础需要量,以后根据血糖、尿糖检测结果及时调整每日用药量;用药途径有静脉、皮下联合用药。为精确计算用量,我科用微量输液泵控制静脉用药或优泌林治疗笔皮下注射,后期请内分泌科协助用胰岛素泵治疗。

使用优泌林应注意以下几点:加强观察神志、生命体征,随时注意患者主诉及是否出现疲乏、饥饿、头痛、出汗、心率加快、恶心、呕吐、昏迷、抽搐等低血糖症状。若出现上述症状应及时检测血糖,确定为低血糖反应时,对神志清楚者可立即口服糖水、果汁或其他易分解吸收的糖类食物;昏迷或抽搐者静脉注射 50% 葡萄糖 20～80 毫升。然后,再根据测定的血糖水平,调整糖的摄入量与优泌林泵入量。严密的监测血糖;足量、足够时间的使用优泌林;监测动脉血气分析;及时纠正酸中毒;维持水、电解质平衡;有效地预防感染。准确记录尿量及测量中心静脉压。

⑤饮食治疗。患者麻醉清醒拔除气管插管后 4 小时,无恶心、呕吐即可进食半流及糖尿病饮食。提倡食用粗制面、

米和适量杂粮,饮食中应增加纤维素的含量,忌食动物脂肪、葡萄糖、蔗糖、蜜糖及其制品;少食胆固醇含量高的食物(动物内脏、海鲜),以利于血糖、血脂的控制。术后在严密的血糖监测和调整下,适当增加总热量的供给,并且增加膳食中蛋白质的量,以利于切口的愈合,促进术后恢复。

冠状动脉搭桥术后若不注意饮食结构的改善、不注意生活习惯调整、不注意长期合理用药,所搭的"桥"时刻会面临再堵的危险。术后早期及后续恢复期应适当活动,这对于全身体力的恢复及"桥"的通畅都是有益的。术后长期合理用药对保证"桥"的通畅至关重要。

⑥静脉输入晶体的控制。冠状动脉搭桥术后常输注葡萄糖-胰岛素-氯化钾液,可增加心肌能量供给,改善心功能。氯化钾液一般用10%葡萄糖注射液250毫升+胰岛素6单位+10%氯化钾10毫升配制。但对糖尿病患者,根据血糖水平用生理盐水或5%葡萄糖注射液替代10%葡萄糖注射液。使用药物需稀释时,稀释液选用注射用生理盐水。控制补液量,晶体入量以1~2毫升/千克体重为宜。同时注意维持水、电解质及酸碱平衡。

⑦其他监护。术后拔除气管插管后持续低流量吸氧3~5天,以保证心肌供氧。密切观察心电图的变化及保持各管道引流通畅,防止逆流。

(2)术后护理

①密切观察心肌有无缺血及梗死。每日或随时查心肌酶,做标准心电图,发现问题及时处理,防止心肌再缺血和围术期心肌梗死。术后持续泵入硝酸甘油,降低冠状血管阻力;如果平均动脉压超过100毫米汞柱,可加用硝普钠,以

降低心脏后负荷。围术期前壁心肌梗死多预后不良,其他部位局限性心肌梗死经保守治疗一般可稳定,故术后胸前导联如发生 ST 段异常抬高用药物不能控制,应积极开胸探查,尽早明确诊断;如待发生严重心肌梗死再行处理会延误时机。

②维护呼吸功能。患者低氧血症、呼吸功能不全的原因是多方面的。因此,术前做呼吸功能和动脉血气测定有助于指导术后呼吸治疗。合并慢性阻塞性肺疾病的患者,应积极控制炎症,加强呼吸功能锻炼;术中注意保护膈神经,避免输血过多,应用解痉平喘药物控制哮喘;慎用 β 受体阻滞药。对心源性哮喘者应注意有无围术期心肌梗死,一旦标准导联心电图提示明显心肌缺血,应高度怀疑移植血管闭塞,尽早开胸探查。术后如出现严重呼吸功能不全行机械通气治疗,纠正低氧血症后好转。

③严密监测心律变化。术后心律失常以房颤、室上性心动过速多见,患者烦躁不安、心排血量降低、心肌耗氧增加,严重者可影响血流动力学。术后发生房颤的危险因素与右侧冠状动脉狭窄、高龄、男性、房颤病史、充血性心力衰竭病史、手术时经右上肺静脉减压、心肌阻断时间过长有关。治疗房颤在主要纠正酸碱电解质紊乱、改善缺氧、补充血容量的基础上,静脉注射毛花苷丙(西地兰)减慢心室率。术后口服美托洛尔 12.0 毫克,12 小时 1 次,直至出院,可预防室上性心动过速。

④术后应保持平稳的血压。血压过高会增加心脏的负担,而血压偏低又妨碍桥内血液的通畅。若没有抗凝禁忌,应尽可能延长服用阿司匹林和双嘧达莫的时间。一般认

为,至少要服一年可不同程度地防止"桥"内血栓形成,从而防止"桥"的堵塞。

⑤防治脑部并发症。颈动脉严重狭窄者,更易发生术中脑低灌注致脑缺血。患者若术前行颈动脉内膜剥脱可能使脑部并发症发生率减低。

(3)感染的防治:糖尿病患者机体呈负氮平衡状态,白细胞吞噬作用减低,淋巴细胞异常,严重影响免疫功能,易患感染性疾病,一旦感染则难以治愈。糖尿病患者搭桥术后如发生感染易导致细菌性心包炎,严重影响搭桥血管的通畅率,甚至威胁患者生命。为防治感染,应重视如下几点。

①防治切口感染。严格执行无菌技术操作原则,糖尿病患者术后胸骨正中切口、供血管移植区切口、胸管、供血管移植区皮下引流管、动脉置管、静脉置管等的切口部位,均应保持无菌、干燥,渗血过多或有污染时,及时更换切口敷料(或贴膜);在换药的同时观察切口的皮肤,有感染征象时应及时处理,并加强抗感染措施;病情稳定后及时拔除动脉、静脉插管,并常规对插入体内的管段做细菌培养、查菌落计数及菌种鉴定;一旦发生胸骨后感染,轻者给予局部切口清创换药,伴胸骨松动时,早期辅助胸带固定。严重感染,胸骨裂开,应积极手术清创,去除坏死组织,更换钢丝。及时放置纵隔冲洗管,用碘伏5毫升加生理盐水500毫升持续行纵隔冲洗;对感染灶的分泌物,应做细菌培养及药敏试验,根据试验结果选用有效抗生素;抗生素使用时做到按时、准确的剂量浓度和正确的使用途径。皮下注射,注意注射部位的选择和保护;供血管移植区的护理,供血管移植区的肢体用弹性绷带加压包扎,可抬高患肢15°~30°,促进血

液回流,减轻肢体肿胀。密切观察患肢皮温,足背动脉搏动,有无渗血肿胀等改变。术后 48 小时去除弹性绷带暴露切口,弹性绷带宜逐步放松,放松原则为每次减少 1 圈。每日用 2%碘伏涂擦切口 2 次,鼓励早期下床活动。

②加强对切口的保护。使用胸带适当限制胸廓运动,切口局部用频谱仪治疗,做切口间断拆线,并延长拆线时间。

③防止泌尿系感染。搭桥术后常规留置导尿管,便于出入量的观察与调节。留置导尿可增加糖尿病患者泌尿系感染的机会,可采取保持患者外阴部清洁,以 0.03%碘伏大棉球做会阴抹洗,每日 2 次;密切观察有无泌尿系感染的征象,及时检查尿常规,留取中段尿做细菌培养,及早诊断,及时治疗;每日更换引流管及尿袋,可用庆大霉素盐水纱布遮盖尿道口,每日更换 2 次,病情许可时尽早拔除尿管。

④防止压疮及皮肤感染。糖尿病患者术后早期受身体虚弱、抵抗力下降、活动受限、出汗、肥胖等因素影响,较易发生皮肤感染和压疮。应保持床单平整、清洁、干燥,及时为患者擦汗、更衣,皮肤皱褶部位扑爽身粉,受压部位定时用 50%乙醇进行按摩,并交替垫入气圈。

28. 搭桥术后第一次运动为什么要格外小心

搭桥手术后患者第一次从事体育运动时要格外小心,是因为冠状动脉搭桥术是心外科的一项大的手术,冠状动脉血管上桥的缝合和胸腔切口的缝合,需要一段时间才能愈合,但愈合的刀口处还比较脆弱,如运动量大时可能会造成该处的撕裂或损伤；再一个是手术后的心功能还没有完全恢复，处于适应阶段，所以要更加小心。要求运动时必须测量脉搏，要严格按运动处方进行，既不"保守"也不"激进"，要循序渐进，持之以恒。活动前做好准备活动，避免运动突然开始或突然停止。如果在运动中出现胸闷、胸痛、憋气、头晕、心跳加快等不适症状，应立即停止活动，并及时到医院就诊。患者随身携带硝酸甘油等急救药品，出现心绞痛症状时可及时使用。饭前饭后不要立即运动。阴雨天、闷热或寒冷天气时，应减少活动量或暂停活动。运动后应休息 20 分钟后进行温水淋浴。

29. 冠状动脉搭桥手术后患者需要服用哪些药物

　　(1)服用药物的理由：冠状动脉搭桥手术给心脏建立了新的供血血管，使心绞痛发作消失或明显减少，运动能力增加，生活质量得以改善，使患者的寿命延长。冠状动脉搭桥术后是否应该继续服用药物，是冠心病患者术后所关注的问题，有些患者或家属认为花几万元钱做了搭桥手术就可以免去再吃药的痛苦及药费的花销，这是一种极其错误和危险的想法。冠状动脉搭桥手术治疗的是冠心病的结果，只是缓解心绞痛、延长寿命，但无法控制动脉粥样硬化疾病的进程。通俗地说，冠状动脉搭桥手术不是一种"去根的手术"，只是一种减轻心肌缺血的手术。因为冠心病有许多高危因素，如高血压、糖尿病、高血脂、吸烟、肥胖、缺乏运动、不良的饮食习惯，以及过度紧张压抑的生活方式等是手术不能去除的。冠心病的病程并非一朝一夕,所以防治冠心病也是一个长期的过程。虽然手术很成功,但这些危险因素如果不能继续加以有效控制和预防,原来正常的冠状动脉可能会出现新的病变,新搭上的血管桥也会逐渐出现新的病变。再则,曾经患过心肌梗死,那么手术后的短时间内心脏功能还需要精心维护。冠状动脉搭桥术后的远期疗效,远期生存率问题仍有待于医生正确的指导和调整用药。所以,冠状动脉搭桥术后还要服用一些药物,以巩固疗效,防止冠状动脉其他部位再发生血栓及梗死。

搭桥手术服用药物较手术前会明显减少。术后需要服用的药物一方面是为了预防和治疗与冠心病有关的高危因素,即冠心病的二级预防。另一方面要提高移植血管桥的通畅性,需要终身服用阿司匹林。所以,搭桥术后仍要重视冠心病的二级预防,改变生活方式,制订康复计划。在服用药物时要注意个体化差异,特别是老年人服药的特点。

(2)需要服用的药物

①血小板抑制药。冠心病患者血液黏稠度高,使冠状动脉循环减慢,容易发生血小板聚集、血栓形成,抗血小板药物是冠状动脉搭桥术后需长期坚持服用的一类药。阿司匹林可以抑制血小板的黏附、聚集和释放,从而防止血栓形成,防止动脉粥样硬化和心肌梗死、脑血栓形成,保持大隐静脉血管桥的长期通畅性;术后早期应用阿司匹林可以预防和减少心肌梗死、心绞痛、脑卒中等的发生,预防心源性猝死。临床统计可以降低上述事件发生率约30%。常用的药物还有阿司匹林泡腾片、氯吡格雷(波立维)等。

②硝酸酯类药物。大部分患者冠状动脉搭桥术前抗心

绞痛、抗心肌缺血硝酸酯类药物用量很大,对术后是否应该继续长期应用的问题仍有争论。有的专家认为术后3~6个月后可以停用硝酸酯类药物,因为桥血管已经可以使心肌血供恢复正常;有的专家则认为搭桥只能改善冠状动脉大血管供血,远端中小血管供血是否充足不能证明,仍需服用硝酸酯类药物扩张冠状动脉,以使心肌供血良好。有学者主张术后一般情况下服用单硝酸异山梨酯控释胶囊50毫克,每日1次,也可以使用单硝酸异山梨酯缓释片每次10~20毫克,每日2次。一般需持续服用一年左右,以后根据患者病情、活动量的要求来决定是否继续服用。另外,冠状动脉搭桥术后只是降低了心绞痛及心肌梗死的发生率,不等于不再发生心绞痛或心肌梗死,因此冠心病搭桥术后的患者如遇天气寒冷、剧烈活动时,仍有可能心绞痛发作,一些应急药物仍必须随身携带,以防万一心绞痛发作时急救,如硝酸甘油含片或喷雾剂。硝酸酯类的不良反应是其血管舒张作用可继发的面颊潮红、搏动性头痛、直立性低血压、晕厥、眼压升高、反射性的交感神经兴奋、心率加快等。青光眼患者禁用。

③β受体阻滞药。可以降低心率,降低血压及心肌收缩力,从而降低心肌耗氧量。可以防止运动或情绪激动诱发的心绞痛,但对冠状动脉痉挛有关的心绞痛无效。β受体阻滞药是目前唯一比较肯定的急性心肌梗死后的预防用药,可降低急性心肌梗死后的死亡率和猝死率。在一定范围内,β受体阻滞药的疗效是剂量依赖性的。每一个患者的剂量必须个体化,从小剂量开始,逐渐增量使安静状态下心率保持在60次/分以上,直到疗效满意为止。在中度活动后

（约以正常速度上二楼的运动量）使心率保持在 90 次/分左右。老年人用药剂量较中年人小，心脏明显扩大，心脏功能差者对药物耐受性差。此药术后要长期服用至少 2 年以上。

常用的 β 受体阻滞药有美托洛尔（倍他乐克）、阿替洛尔（氨酰心安）、索他洛尔（施太可）、比索洛尔（博苏、康可）等。β 受体阻滞药的不良反应有两类：一类是与其药理作用有关，因剂量过大而出现的反应，如心力衰竭、低血压、窦房结功能紊乱、心动过缓、传导阻滞等。另一类与受体阻滞无关的反应，如失眠、腹泻、影响血脂和血糖代谢，有严重外周血管病和跛行者应用本药可加重症状。长期服用 β 受体阻滞药不可骤停，否则可引起"反跳"，加重心肌缺血，甚至发生急性心肌梗死或不稳定型心绞痛，即停药综合征。以美托洛尔为例，在心率、血压平稳的前提下，可以每次增加或减少 6.25～12.5 毫克，调剂量间隔时间应在 5 天以上。禁忌证包括：心率<60 次/分；血压收缩压<100 毫米汞柱；中、重度左心衰竭；Ⅱ、Ⅲ度房室传导阻滞；P-R 间期>0.24 秒；严重慢性阻塞性肺病或哮喘；末梢循环灌注不良等。

④钙通道阻滞药。适用于冠状动脉搭桥术后合并高血压、心律失常者，可以松弛血管平滑肌，扩张冠状动脉，解除冠状动脉痉挛，改善冠状动脉痉挛引起的心肌缺血，降低心肌耗氧量，改善血流动力学，降低循环阻力，并有不同程度的抗血小板聚集作用，长期服用可阻止新的冠状动脉损伤而阻止冠状动脉病变发展。

钙通道阻滞药主要有硝苯地平（心痛定）、硝苯地平控释片（拜新同）、氨氯地平（络活喜）、地尔硫䓬（合心爽、合贝爽）、维拉帕米（异搏定）等。各种钙通道阻滞药均有扩张冠状动脉血管的作用,但对降血压和降心率作用各有不同。硝苯地平控释片、氨氯地平、硝苯地平,降血压作用强,而地尔硫䓬降低心率作用突出些。急性心肌梗死后心肌缺血不适合使用硝苯地平。伴窦房结功能不全、房室传导阻滞、心功能不全者,不适合用维拉帕米。

用桡动脉做移植血管桥材料者,常规用地尔硫䓬每次30毫克,每日 2～3 次。如合并有高血压者,可使用氨氯地平,每次 5 毫克,每日 1 次。术后应用钙通道阻滞药可以预防移植动脉血管桥痉挛,术后使用至少半年。

⑤调血脂药。要坚持长期服用调血脂药,因为冠心病的高危因素之一是高脂血症,它是冠状动脉粥样硬化的元凶之一。动脉粥样硬化可引起心肌血供障碍,也是影响搭桥术后血管桥远期通畅率的主要原因。现已证明,降脂药物除降低血脂外,还可稳定冠状动脉斑块,某些降脂药物甚至还有使斑块缩小的作用。因此,术后患者长期应用降脂药物不但能去除冠心病的危险因素,还有利于预防血管桥再狭窄。目前调整血脂的药物很多,主要分为以下三类。

●他汀类。以降低胆固醇为主,如辛伐他汀(舒降之)、普伐他汀(普拉固)等。

●贝特类。以降低三酰甘油为主,如吉非贝齐(诺衡)、非诺贝特(力平脂)等。

⑥中医中药对冠状动脉搭桥术后的应用。冠状动脉搭桥术后的患者,在西药治疗的基础上,也可配服一些中药治疗,如中药的活血化瘀类、行气通络类及临床上常用的中药活血化瘀针剂类等;可活血化瘀,疏经通络。具有抗凝、抗血小板聚集,调理血脂,降低血压,防止冠状动脉再狭窄,抑

制动脉粥样硬化的作用;可巩固疗效,增强心功能,防止心绞痛及心肌梗死的发生。

30. 冠状动脉搭桥术后为何腿部或者左前臂有伤口

接受冠状动脉搭桥术的患者,一侧或两侧的腿上还会有一长的伤口,是从这里取大隐静脉或者左上臂处的桡动脉作为搭桥的桥血管留下的愈合伤口。手术后腿上或者左上臂可绑上弹性绷带,以减轻水肿,增加手或者腿部血液循环。请不要两腿下垂坐在床边或走动,以免造成或加重腿部伤口水肿。为减轻下肢肿胀,坐时应将下肢抬高放在小凳上。注意无论是坐或躺时,两腿不要交叉放,以免伤口受摩擦而影响恢复。注意弹性绷带或弹力袜要经常洗净,以保持其清洁和弹性。一般术后穿 4～6 周,如果下肢还有肿胀,应穿更长一些时间为好。注意手指的温度和感觉灵敏度,有些患者会出现腿或左上臂神经感觉异常或轻度麻木,轻微时不必担心,几周后便会自行消失;感觉异常或麻木加重时,应及时告知医生,进行处置。

31. 冠状动脉搭桥术后胸口痛、肩痛是什么原因

冠状动脉搭桥术是开胸手术,患者术后感到胸前不适,微痛,可谓正常现象。这种情况如果是在手术后 3 个月以内,并且疼痛与活动没关系,往往是手术恢复过程的正常表现;但如果手术后时间已经很长,并且疼痛与活动或情绪激动等有关,含服硝酸甘油后好转,要注意排除血管桥再狭窄

等问题,必要时可做 CT 或心脏多普勒,或冠状动脉造影,看看血管桥和其他冠状动脉的通畅情况。

32. 冠状动脉搭桥的患者为什么手术后会出现小腿水肿

手术后出现下肢水肿的原因很多,需要区别对待。若水肿仅出现于切取大隐静脉的肢体,特别是足踝、小腿部位,是由于下肢静脉取出后,静脉回流受到一定影响,长时间站立后水肿会加重,卧床休息后会减轻或消失。建议这类患者在下地活动时穿着特制的弹力袜,卧床休息时抬高下肢,这样可促进静脉回流,减轻下肢水肿。随着下肢侧支循环的建立,水肿情况会逐步消失。若双侧小腿都出现水肿,有可能是由于心力衰竭,如果还伴有夜间不能平卧或睡觉憋醒等情况,则高度提示心力衰竭的可能,应及时到医院就诊以免耽误病情。

术后一段时间内要经常抬高患肢,促进静脉回流即可;尤其在平卧、坐位休息时,尽量抬高患肢高于心脏平面;坚持服用阿司匹林等抗血小板药物,防治静脉血栓发生,一般半年左右患肢肿胀会明显改善。术口形成的局部麻木感,随着术口及皮神经的恢复,以后会渐渐改善。

33. 冠状动脉搭桥术后为什么医生每次查房都要触足背动脉

医生查房时要触摸足背动脉,主要是观察取桥的下肢血运情况。因为大隐静脉是下肢血循环较为重要的通道,取大隐静脉作血管桥后,大隐静脉血流被阻断,此时就会影响下肢供血的问题。医生查房触摸足背动脉波动,如波动正常,则下肢血运通畅。

34. 冠状动脉搭桥术后应如何安排饮食起居

(1)戒烟:手术后应下决心戒烟。吸烟是患冠心病的病因之一。因吸烟时会产生一氧化碳、烟碱和其他有害物质,对心肺功能都有损害,并可损害血管内壁,增加血小板黏附和聚集;另外,由于其刺激心肌组织,释放儿茶酚胺,从而引起血管痉挛而减少心肌供血。高浓度一氧化碳还可诱发心律失常、心室纤颤,这是非常危险的,因此冠心病患者切勿再吸烟。

(2)限酒:饮酒对一个心脏病患者来说,到底是有好的作用还是坏的作用,不可绝对而论。适量饮酒是可行的,但对有糖尿病、高三酰甘油或心功能差的患者要完全避免饮酒。酒精可增加对安眠药的不良反应,如果服药期间,请勿将催眠药、镇静药和酒精类混用。

(3)饮食:选择维生素丰富、低动物脂肪、低胆固醇、低热量的清淡饮食。禁止暴饮暴食,禁止饱餐和餐后剧烈运动。糖尿病患者术后仍需要限制糖量与每日摄入量,并积极治疗糖尿病。膳食治疗即控制高脂血症是一项长期的任务。控制高脂血症的发生是预防和减缓冠状动脉或术后再堵塞的重要措施之一。

(4)锻炼:散步是一个很好而且有效的锻炼方法,可以改善血液循环,增加肌肉和骨骼的力量,开始行走的速度、步伐以感觉舒适为标准,不可过量。在运动和锻炼的过程中,如果出现胸痛,就应立即停止;出现气短、哮喘和疲劳,也应立刻停止。活动时会感到自己的心脏跳动非常强,但只要心跳规律不特别快,这是正常的,不要有顾虑。少数情况下,有人感到心脏突然失控或跳动过快,可能感到轻度头晕、乏力、脉搏不规则,应及时与医生联系。

(5)术后复查:在离开医院时,要与医生约好复查时间,如果在家中休息期间,有任何不适和问题不要犹豫,尽早和医院联系。自己还应注意有无心绞痛发作,疼痛性质是否与手术前一样。如有心绞痛应及时去医院检查。通常情况下,术后3～6个月应全面复查一次,若当地医院熟悉患者情况亦可在当地进行,也可以到完成手术的医院进行复查。

(6)性生活:如果能中速的行走和轻松地爬楼,可恢复性生活。但是必须记住,胸骨的愈合大概需要3个月,因此在此过程中应该注意保护,避免胸骨受到压迫。应该注意是否出现疼痛和极度气短,极度的疲劳或感到异常的心脏跳动,节律和心脏的骤然停止,如果这些症状出现,应立即停止活动并到医院就诊。工作的恢复要取决于术后精力和体力的恢复状况。

35. 冠状动脉搭桥术后生活调理内容有哪些

冠状动脉搭桥术,是通过移植自身的血管(乳内动脉、桡动脉或大隐静脉)跨过部分狭窄的冠状动脉,将血液输送到缺血心肌的手术。但冠心病患者全身血管粥样硬化的进程没有改变,因此,冠状动脉搭桥术可以避免较大冠状动脉堵塞造成的大面积心肌梗死和在某种程度上减轻心绞痛的发作,而不能去除冠状动脉继续硬化狭窄。因此,在搭桥术后的调理包括以下几方面:冠状动脉搭桥术后养成健康的生活习惯,消除导致动脉硬化的危险因素,避免冠状动脉继续狭窄。冠状动脉搭桥术后尽量保持移植的血管通畅。冠状动脉搭桥术后维护心功能,避免心力衰竭的发生。坚持服药,自我调养,定期复查。

(1)冠状动脉搭桥术后的康复锻炼:搭桥术后尽早下床活动,这样可以最大限度减少肺不张、肺部感染、下肢静脉血栓、肺栓塞、胃肠道功能紊乱、自主神经功能紊乱和肌肉萎缩等并发症。因为心脏手术后,患者往往有心功能损害及心律失常,手术后康复锻炼的活动量大小要量力而行,在手术后2个月内的康复锻炼最好在医生的指导下进行。康复锻炼有助于患者心功能和全身状态的恢复及刀口的愈合,并有利于控制血压、血糖和血脂。

(2)搭桥手术后的药物治疗:冠状动脉搭桥术后,应长期应用抗血小板凝集药物,防止移植的血管中血块形成,降低血液黏稠度,改善微循环。过去一般使用阿司匹林,价格低,但大剂量阿司匹林比较容易引起胃的不适,甚至胃出血,现在较多单独应用或同时使用氯吡格雷,每次75毫克,每日1次,但价格稍贵。

冠状动脉搭桥术后应控制心率,心率在60~80次/分比较理想,心率快会增加氧耗量,容易诱发搭桥手术没有解决的心肌缺血,导致心绞痛或心肌梗死发作。控制心率一般选用β受体阻滞药,具体剂量和用药种类应听从心脏专科医生医嘱。

(3)改良搭桥手术后的生活习惯:高血压、高血脂、高血糖、吸烟是导致动脉粥样硬化的危险因素。冠状动脉搭桥术后健康的饮食包括以下几条。

①低钠饮食。应少吃加盐或熏制的食品;罐制食品以少吃为宜。

②低脂饮食。膳食中应限制动物脂肪的摄入,烹调时,多采用植物油,胆固醇限制在每日300毫克以下。降脂食品首选豆制品。黑木耳有抗血小板凝聚、降低血脂和阻止血胆固醇沉积的作用。荞麦、燕麦、大麦是降血脂的佳品,能降低血胆固醇、逆转脂肪肝。

③适量摄入蛋白质。除非合并有慢性肾功能不全,一般不必严格限制蛋白质的摄入量。每周吃2~3次鱼类蛋白质(淡水鱼类为首选),可改善血管弹性和通透性,增加尿、钠排出,从而降低血压。

④多吃绿色蔬菜和新鲜水果。有利于心肌代谢,改善心肌功能和血液循环,促使胆固醇的排泄,防止高血压病的发展。

⑤其他。忌食用兴奋神经系统的食物,如酒、浓茶、咖啡等。

(4)戒烟:因为香烟中含有焦油、尼古丁和一氧化碳,对人体危害极大。血中一氧化碳浓度过高时,可使血氧浓度下降,组织供氧不足,动脉内壁水肿,内皮损伤,脂质渗入血管壁,加速动脉粥样硬化形成;冠心病患者吸烟可加速其病情进展和引起心脏病发作。大量吸烟可诱发室颤等严重心律失常,成为猝死的原因之一。

36. 冠状动脉搭桥术后的保健要点是什么

(1)饮食:通常需要增加热量、蛋白质及维生素的摄入,通过膳食治疗控制高脂血症是一项长期的任务,只有控制高脂血症才能预防和减缓冠状动脉搭桥术后再堵塞。

(2)锻炼:开始行走的速度、步伐以自己能够耐受为宜,一天多散步几次,比一次长距离散步更有益一些。在运动和锻炼的过程中,如果出现胸痛、气短、哮喘和疲劳,应立刻停止。在完全恢复体力之前,疲劳是不可避免的,活动时会感到自己的心脏跳动非常强,但只要心跳率<120次/分这是正常的,不要有顾虑。

(3)术后复查:通常定在术后 3~6 个月。

(4)体温、伤口的保护和处理:术后体温超过 38℃应及时与医师联系。胸骨的愈合通常需要 3 个月,在此期间负重不可超过 5 千克。术后数周如果伤口出现较严重的疼痛、红肿,以及有分泌物从伤口中流出,应尽快去医院就诊。

(5)姿势和体位:休息时和坐位时抬高下肢,以减轻腿部的不适或肿胀;如果下肢伤口不适可局部热敷;但是如果伤口严重疼痛一直存在,最好到医院就诊。睡眠时应尽量保持平卧位 6 周。当身体直立或坐位时,胸部应尽可能挺起,将两肩稍向后,如果没有在此恢复阶段保持正确的姿势,当挺胸站直的时候,会感到胸部有被勒紧的感觉。

(6)访问、待客、工作:术后头几天尽量避免探视、吵闹,避免与感冒、咽痛和其他有感染征象的人接触。在出院 8

周以后,可以和医生讨论重返工作岗位的问题,由病情、体能、恢复状况,以及工作时间和紧张程度不同,必须综合加以考虑。

(7)护袜:在最初的恢复期中,白色的弹力袜,能改进下肢血液供应,并且减少液体在下肢聚集,在手术后的 4～6 周离开床时应该穿上这种弹力袜(护袜),回到床上休息时,再把弹力袜脱去。

(8)药物治疗:出院时,医生会给带一些术后服用的药物,应注意以下几点:要知道每一种药物的名称和外表;按照医生的嘱咐,按时服用药物;请勿在未得到医生准许时,加用或停用药物;请将服药期间的任何不良反应告诉医生,有些药物存在轻微的不良反应,随着时间的推移不良反应会逐渐消失,但有些可能持续存在,请勿忽略。

(9)吸烟与饮酒:吸烟应绝对禁止。适量饮酒是可行的,但对有糖尿病、高三酰甘油或心功能差的患者,要完全避免饮酒。

37. 冠状动脉搭桥术和支架置入术有何不同

(1)冠状动脉搭桥术和支架置入术的区别:冠状动脉搭桥术是一项开胸的大手术,是在身体中截取一段静脉血管,在狭窄的冠状动脉血管周围重新造一条血管通路,就像是搭了一个"桥",取代本已狭窄的血管,让这个"桥"继续为心肌供血供氧。支架置入术是一项介入治疗方法,不开胸。支架放在球囊填充器上,在球囊扩充血管之后放入支架,支架张开、固定,使狭窄的血管扩张,血流通畅。

（2）比较不同之处：对冠状动脉单支、局限性病变，可选择支架置入，该方法创伤小、恢复快；对有冠状动脉多支血管病变、弥漫性病变，以及合并瓣膜病变、室壁瘤的冠心病患者而言，冠状动脉搭桥术是相当有效的治疗方法。

①适应证比较。相对冠状动脉介入治疗，冠状动脉搭桥术适应证范围广泛，可有效缓解症状。当发生主干病变、两支病变伴有心功能不全、伴有糖尿病的患者要采用外科搭桥手术治疗。冠状动脉介入是将以不锈钢或合金材料刻制或绕制成管状而其管壁呈网状带有间隙的支架，置入冠状动脉内狭窄段支撑血管壁，维持血流畅通。该治疗方法对身体创伤小，对于急性心肌梗死的急诊治疗方面，能够明显降低心肌梗死的死亡率，适合病变程度较轻，单支病变的治疗。

②手术特色比较。冠状动脉搭桥能够彻底解决血管堵塞的病变情况，适合主干支病变、多支病变的患者。现在还有大家熟知的不停搏搭桥，即在手术操作中，心脏始终处于跳动状态，机体的血液循环完全由心脏支配；摒弃了体外循环，也就避免了体外循环带来的不良反应。术后出血量可能更少，神经系统并发症亦相应减少；患者恢复更快，脱离呼吸机时间、在监护室滞留时间，以及出院时间都相应缩短。

冠状动脉支架可以保证冠状动脉的通畅，增加了心肌的血供，降低了心肌梗死引起的病变，它安全性高、创伤小，费用相对较低。

③禁忌证及恢复比较。冠状动脉搭桥没有绝对的禁忌证，只要患者心功能尚好。冠状动脉支架不适合左主干支堵塞、三支以上的血管堵塞和单支堵塞程度超过70%的患

者,并且不适合支架后再次发生堵塞的患者。

38. 冠状动脉搭桥术和支架置入术哪种手术效果好

介入治疗的优点是应用方便,避免全麻、开胸、体外循环,患者痛苦小,支架术可减少并发症和缩短健康恢复时间。介入治疗与冠状动脉搭桥术相比,重复介入治疗比重复冠状动脉搭桥术简便易行,而且可在紧急情况下更迅速达到血管重建,因而其应用日益广泛。介入治疗的缺点是较早出现再狭窄,不能解决多个完全闭塞的和(或)广泛的动脉粥样硬化病变。经皮冠状动脉内球囊扩张术后 6 个月内再狭窄率高达 30%～50%,是介入治疗面临的重要问题,也是介入心脏病学研究的焦点之一。支架置入术有效地降低再狭窄发生率至 20%～30%,近年药物涂层支架的应用有望进一步显著降低再狭窄发生率。

冠状动脉搭桥术的优点是其持久性更强,能更彻底地完成完全性血管重建,而与其阻塞性血管动脉粥样硬化病变的形态学无关。一般来说,冠状动脉病变越弥漫,越应该选择冠状动脉搭桥术,特别是当左室功能不全时。许多对冠状动脉搭桥术研究未能反映出当前外科实践的结果,当前只要手术者技术上可行,多使用动脉旁路移植,移植的血管腔 10 年的通畅率超过 90%。不停搏旁路手术也被用于经过选择的患者,从而减少并发症。

如何正确和合理地选择介入治疗和冠状动脉搭桥术是一个困难的问题,因为实施治疗的不是同一专业的医生,内科医生和外科医生都会首先想到自己所熟悉的治疗方法。到目前为止,没有临床试验能明确表明一种治疗明显优于另一种治疗;没有一种治疗是完美无缺、能达到完全根治和适用于所有患者的。有许多随机和非随机的研究对冠状动脉搭桥术和经皮冠状动脉内球囊扩张术进行了比较,尽管这些研究还存在某些局限性,但冠状动脉搭桥术和经皮冠状动脉内球囊扩张术的比较实验还是获得了一些普遍性的结论。

SYNTAX 研究目前进行到 3 年的随访工作结果显示:接受支架治疗的患者有 28%发生心肌梗死或脑卒中等主要心脑血管事件,在高危患者这一比率甚至达到 34.1%。而冠状动脉搭桥治疗的患者发生同样事件的几率仅有 20.2%。此外,3 年内支架治疗组的死亡率比手术治疗组高出 22%,发生心肌梗死的几率约高出 1 倍,并有 1/5 的患者需要再次接受手术治疗,而冠状动脉搭桥组仅有 1/10。该研究再次证明,对于左主干病变、三支病变、合并糖尿病、长病变、复杂病变的患者,冠状动脉搭桥手术是更适合的治疗方法。对于心功能不好,除冠心病之外还合并其他心脏外科疾病的患者,冠状动脉搭桥手术也是不二的选择。

此后,SYNTAX 试验仍将继续随访上述患者至第五年,而冠状动脉搭桥手术的优势正是在于 5～10 年后的远期通畅。美国胸外科医师协会的第一副主席麦克(Mack)医生在接受《洛杉矶时报》采访时说道:"每次对比冠状动脉搭桥手术与介入治疗,你都会发现,时间越久,手术的优势就越能体现。"而随着微创技术的发展,不停搏搭桥,小切口、胸腔镜搭桥等技术可将冠状动脉搭桥手术的住院天数缩短到数天,患者可在数周之后返回工作岗位,创伤程度已大大减轻,而手术的效果依然不变。在选择冠心病的治疗方式时,不应只关注介入治疗的微创而忽视其较高的再狭窄率,以及需要反复治疗而带来的经济负担,而更应注重于患者的具体情况而选择最有利于远期预后的方式。

总之,在冠心病的治疗过程中,治疗方案的选择应根据冠状动脉造影的结果、左心室功能的评估、患者的症状和心肌缺血的范围等情况综合判断。目前较为公认的看法如下:

经皮冠状动脉内球囊扩张术适合于有中等范围以上心肌缺血或存活心肌的证据,伴有左前降支受累的单/双支病变,能进行完全血管重建者;介入治疗成功率高、手术风险低、再狭窄率低的病变(如血管直径>2.5毫米的短病变);能够进行完全性血管重建的多支病变;有外科手术禁忌证,或要经历非心脏大外科手术者;急性冠状动脉综合征,尤其是急性心肌梗死患者。

冠状动脉搭桥术适合于:左心室射血分数<40%的多支病变,冠状动脉介入治疗不能进行完全血管重建的患者;左主干病变及左前降支开口病变伴有多支病变;介入器械无法到达的病变,如血管严重弯曲、钙化,慢性完全性闭塞;糖尿病伴有多支弥漫病变,无法置入支架;血管狭窄和瘤样扩张交替病变;无前壁心肌梗死患者左前降支闭塞,冠状动脉介入术不能成功者。

此外,对冠心病治疗方式的选择,除了以上考虑外,还应征求患者的意见。每个人有自己不同的生活方式,其病变在冠状动脉介入术和冠状动脉搭桥术都有适应证的情况下,要征求患者自己的意见,这常常起到决定性的作用。如患者希望痛苦小,尽早康复,早一点儿回到工作岗位,又愿意接受再狭窄率比冠状动脉搭桥术高的,自己又心甘情愿,可以选择冠状动脉介入术治疗。如患者希望手术后较长时间不出现心绞痛,应选择冠状动脉搭桥术。

39. 冠状动脉搭桥手术成功率如何

1994 年前后,在国内能开展冠状动脉搭桥手术的医院为数不多,死亡率约 10%。根据多年研究结果,清华大学第一附属医院吴清玉教授在国内率先提出高质量的吻合技术和充分血运重建是决定冠状动脉搭桥手术成功的关键。1993 年以来,吴教授亲自手术完成各种疑难复杂重症冠状动脉搭桥手术千余例,将手术成功率由 90%提高到 99.5%,为国内普及冠心病外科技术,首次在网上向全球直播,先后在全国 30 多家医院手术示范,培养了一大批优秀心外科医生,将原来只有少数人能做的冠状动脉搭桥等手术发展成全国百余家医院都能开展的常规手术。

40. 冠状动脉搭桥术成功率与哪些因素有关

(1)最佳适应证的选择:冠心病合并糖尿病的患者如有两支冠状动脉病变或者重度狭窄,则搭桥手术为首选;其他患者,如冠状动脉三支以上病变,左主干病变完全性右侧血管堵塞等,应选择做搭桥手术;冠状动脉狭窄合并心脏畸形,二尖瓣狭窄或者关闭不全,主动脉瓣狭窄或关闭不全在中、重度以上,室壁瘤等,应做搭桥手术;冠状动脉狭窄合并室间隔穿孔的患者必须做搭桥手术;如果合并先天性心脏病的患者,也根据情况需要做搭桥手术。

(2)停搏与不停搏选择:在以往进行的搭桥手术中,停搏搭桥比例非常高,在 $60\% \sim 70\%$。但是近些年来,随着技术的逐渐成熟,不停搏搭桥比例越来越高,同时也发现了停搏搭桥手术的弊端,如会对肾功能、肺功能有影响,而不停搏搭桥就不会对肾功能、肺功能产生不好的影响。再者,不停搏搭桥术在做血管吻合的时候,比在停搏的状态下看得更清晰,并且对患者的身体影响也比较小。在不停搏搭桥领域,国内比国外发展得更快一些,效果也更好一些。

(3)手术时机的选择:随着科学技术的发展,在空调、监控室等其他设备比较好的情况下,手术时机在季节上没有明显差别。但是在部分县级医院,或者其他没有足够好的手术环境的情况下,对于不太严重的患者,手术时机选择春秋季节会比较好。但是,对于合并不稳定型心绞痛或者冠状动脉严重狭窄的患者,最主要的是听医生的劝告,基本上是越早治疗成功率越高,效果越好。

(4)手术医生的选择:从目前的情况来看,搭桥手术在全国范围内基本都有开展。不过,部分县级医院虽然可以开展,但是手术主刀医生需要从更高水平的医院来请。还有一点,选择好医生要比选择好医院的意义更大。对于已经做了 100 例停搏手术、300 例不停搏手术的医生,这样的手术水平才是患者最为信赖的。同时,二次搭桥也可以做,在国外也有开展,但是相对来说,手术难度和风险都会增大很多。

41. 冠状动脉搭桥手术时机如何选择

当患者诊断明确,冠状动脉造影结果显示需要手术治疗后,如果患者没有新的心肌梗死,应当尽早手术;如果患者此次心肌梗死在 6 小时以内,需要急诊手术以挽救尚未坏死的心肌;如果患者此次心肌梗死超过 6 小时,就需要渡过心肌梗死急性期后再进行手术。当然,如果患者心肌梗死后还存在反复心绞痛,也需要急诊手术。

42. 冠状动脉搭桥术疗效如何

(1)早期疗效

①手术死亡率。目前,在西方发达国家冠状动脉旁路移植术死亡率降到 2% 以下。近期住院死亡率不但受到病例选择、医院条件、手术时间、手术技术的影响,而且与高龄、女性、既往冠状动脉搭桥术、急诊手术、左心功能不全、左主干病变、冠心病严重程度等因素有关。尽管我国患者就医和手术时间晚、病程长、病情重、血管条件差的病例多,但是如能提高手术技术,可获得同发达国家相近的疗效。1999 年前,阜外心血管病医院总结 1 110 例手术早期结果,早期死亡率 0.81%,已达到国际先进水平。

②心绞痛缓解。冠状动脉搭桥术可有效地缓解心绞痛,疗效肯定,已被全世界所公认。90%~95% 的患者心绞痛完全缓解,5%~10% 的患者症状明显减轻或减少用药。症状缓解与否的相关因素为:手术技术、是否完全血管化、

冠状动脉移植血管有无再狭窄、患者病变血管远端条件等。

（2）远期疗效

①远期生存率。不同研究组的报告大致相似，1个月生存率为94%～99%，1年为95%～98%，5年为80%～94%，10年为64%～82%，15年以上为60%～66%。这不仅与患者手术年龄、病情轻重、术后自我保护意识增强与否有关，还受患者本身血管病变及冠状动脉移植血管是否发生再狭窄等因素的影响。手术6年后死亡率逐渐增加，患者多死于心脏原因，其他原因死亡者约占25%。

②症状缓解。冠状动脉搭桥术后，患者心绞痛症状缓解，心功能改善，生活质量提高；一年后，除年老、体弱者外，大部分患者均可恢复工作能力。手术后3个月和4年是心绞痛可能复发的两个时期，远期心绞痛缓解率为90%左右。

③再手术。静脉桥狭窄或阻塞5%～10%发生于一年内。吻合错误、血管损伤、血流量低、病变进展都会引起血管狭窄，静脉瓣对此可能亦有影响；静脉桥长度不够或过长，导致血管扭曲、内皮损伤，引起血栓形成，这些情况都需要再手术治疗。根据不同的报告，97%的患者5年内免于再手术，90%和65%的患者分别在10年和15年内免于再手术。乳内动脉的使用使再手术率有所下降，但年轻患者再手术率增加。89%的患者再手术后可望缓解症状，10年生存率为65%左右。再手术危险性是第一次手术的2倍，冠状动脉左主干受累、三支以上血管狭窄和左心室功能不全是最重要的危险因素。

④再梗死。除了发生围术期心肌梗死，有作者报告96%的患者术后5年和64%的患者术后10年不会发生再

梗死。

⑤左心室功能。65%的患者术后左心室功能明显改善，缺血心肌得到血液供应，顿抑和冬眠心肌功能恢复，节段心肌收缩能力增强，左心室舒张功能在手术后改善更快。一年后，这些疗效会更明显。但是，如果再血管化不完全或吻合口不通畅，将会影响心功能恢复。

43. 冠状动脉搭桥手术有哪些误区

（1）冠状动脉搭桥术是治疗冠心病的唯一方法：有人认为，患了冠心病非搭桥术莫属，这种认识是错误的。治疗冠心病的方法多种，都有很好的疗效，如冠心病早期（轻度心绞痛，病情稳定），可用药物治疗，亦可获得永久的疗效；冠心病中期（心绞痛频发，或冠状动脉单支病变），可用经皮冠状动脉内球囊扩张术治疗，疗效非常理想；严重的冠心病或心肌梗死者，可选择冠状动脉搭桥术，也可选择冠状动脉支架置入术。总之，根据自己的病情，遵照医生的意见选择治疗方案，那才是冠心病康复的捷径。

（2）单纯的冠状动脉搭桥术能治愈冠心病：很多人认为，做了冠状动脉搭桥就可以治愈冠心病。殊不知冠心病是由于患者长期高血压、高血脂导致供应心脏本身的血管（冠状动脉）狭窄，引起心肌缺血，出现心绞痛、心肌梗死。冠状动脉搭桥就是利用患者自身其他部位的血管在狭窄的血管旁边搭一根桥，把这段狭窄的血管跨过去，也就是让血液通过这根桥到达后面的心肌组织，解决供血问题。这就犹如一条小河因为顺流而下的泥沙堵住了，在其旁边人工挖一条运河一样，使河水通过运河继续灌溉后面的田地。由此可见,搭桥手术实际上只解决了局部狭窄问题,并没有去除冠心病的病因。如果患者依然存在有冠状动脉粥样硬化、高血压、高血脂等致病因素,那么还会继续出现新的冠状动脉硬化、冠状动脉狭窄。就好像虽然修了运河,但没有治理上游的泥沙,泥沙会继续堆积,下游的河流分支就会继续被新的泥沙堵塞。所以说,冠状动脉搭桥只是重建了一条旁路,达到暂时缓解患者心肌缺血症状的目的,并没有治愈疾病。

想收到满意的效果,应该在搭桥手术的基础上,继续配合药物治疗,特别是要控制高血压、高血脂、高血糖。只有这样,才能巩固冠状动脉搭桥后的远期疗效,使冠状动脉建立术后的侧支循环,心脏内血管不再堵塞,心肌结构重组,恢复心脏血液供应,强化保障手术后的效果。

(3)冠状动脉搭桥手术可以反复做:有人错误地认为,冠状动脉搭桥手术可以反复做,只要堵了,就可以另辟它路。目前搭桥手术所用的血管,多取自患者腿部的大隐静脉。静脉和动脉在管壁结构上是不同的,动脉承受的是从心脏泵出的血液,压力高,因而管壁厚;静脉内走的是从各组织回流的血液,压力小,管壁薄。现在用管壁薄的静脉代替管壁厚的动脉,并承受很高的动脉压,久而久之,管壁就会出现增生、钙化,最终形成狭窄、堵塞。所以,一般静脉的正常寿命只有 7～8 年的时间,动脉桥的寿命长一些,但动脉的来源更少,可用动脉搭桥的部位也少,故受到很大的限制。显然,一个人不能做多次搭桥手术。因为首先是代替狭窄部位的血管取自自身,它不是"取之不尽,用之不竭"的;再就是我们也不能老在心脏上"动刀子",患者需一次次地承受手术的打击不说,一般由于前次手术的影响,心脏会出现粘连、结构不清等,第二次手术就相当困难了,不可能一而再、再而三地做手术。

(4)确诊冠心病后冠状动脉搭桥手术越早做越好:搭桥手术一定要选择合适的时间,并不是越早越好。一般原则是冠心病患者应该首选药物疗法,通过服用扩张冠状动脉血管的药物、降低心肌耗氧量的药物和减少血液黏稠度、溶解血栓、降低血脂的药物等,来改善心肌的供血状况;同时注意饮食,减少油腻食物摄入量,改变不良嗜好,戒除烟酒,控制血压,可使病情稳定,获得满意的疗效。总之,可最大限度地减缓动脉硬化、阻塞的时间和程度,此时不能盲目的立刻进行手术,要依患者的年龄、症状及冠状动脉狭窄的部位、程度等综合决定,选择合理时机。在这一阶段,药物治疗、生活调理非常重要。如病情稳定,继续用药物治疗;如药物疗效不佳,经常发生心绞痛,甚至心肌梗死,那就要选择搭桥手术了。

由此可见,是否需要搭桥,什么时间搭桥,要根据患者的具体情况决定。不能盲目行事,应该具体问题具体分析,用科学可取的方法治疗疾病。不论术前术后,在中西医结合治疗的基础上,收到的效果会更加满意。

44. 冠心病患者不能做支架术和搭桥术时怎么办

目前,临床上大部分冠心病患者可通过介入治疗(支架术)、冠状动脉搭桥术或两者结合的杂交手术,实现心肌血运重建,显著改善冠状动脉供血,减轻症状和提高生存率。但有 5%～10% 冠心病患者,其冠状动脉病变严重或弥漫,经典的药物治疗效果差,又不能适应心肌血运重建的"介入治疗"和"冠状动脉搭桥术"治疗,被称为"无选择权"患者。这部分患者心绞痛频频发作,运动耐量下降,生活质量差,预后不良,对治疗前景悲观。怎么办? 贵州省人民医院杨天和主任报道,对"不能进行血运重建的严重冠心病的治疗策略"概述如下。

(1)非常规药物治疗:经经典药物优化治疗无效或不理想,近 10 年来开发的并经临床证实能明显减轻症状、提高生活质量的众多新型药物可供二线治疗选择。主要的 5 类药物是:

①尼可地尔。尼可地尔是首个用于临床的 ATP 敏感的钾离子通道开放药。适用于各类型心绞痛,包括劳力型心绞痛和痉挛性心绞痛,而且能显著减少心血管事件发生风险,改善预后。每次 5～10 毫克,每日 3 次,口服。尼可地尔由于具有扩张冠状动脉、增加冠状动脉血流量而不增加心肌耗氧量、减轻心脏前后负荷等药理特性,故它对各型心绞痛的治疗均有明显疗效。它能控制心绞痛的发作,有效率达 90% 左右。随疗程延长,发作次数明显减少。

②依伐布雷定。依伐布雷定用于禁用或不耐受 β 受体阻断药、窦性心律正常的慢性稳定型心绞痛患者。通常推荐起始剂量为每次 5 毫克,每日 2 次,口服。根据治疗效果,用药 3～4 周增加至每次 7.5 毫克,每日 2 次。如果在治疗期间,患者头晕、疲劳或者血压过低,剂量必须向下调整至每次 2.5 毫克,早餐和晚餐时服用。如果心率低于 50 次/分,或心

搏徐缓症状持续,则应停止用药。

③L-精氨酸。L-精氨酸是合成尿素所必需的,而尿素又是身体排出有毒物质"氨"所必需的。一氧化氮的合成也需要精氨酸。L-精氨酸可增加一氧化氮合成,改善内皮功能,使冠状动脉舒张,缓解心绞痛。

④雷诺嗪。雷诺嗪适用于心绞痛。现有的治疗心绞痛药物都是通过直接减少心脏做工(心率和/或血压)而起作用。雷诺嗪为部分脂肪酸氧化酶抑制药,通过改变心脏代谢方式减少心脏需氧量。心脏代谢是利用氧气氧化脂肪酸或葡萄糖产能的。正常生理状态下,心肌细胞主要利用脂肪酸氧化产能,而较少利用葡萄糖。部分脂肪酸氧化酶抑制药减少脂肪酸氧化,而增加葡萄糖氧化。利用每单位氧气,葡萄糖代谢产能较脂肪酸代谢产能多,那么由利用脂肪酸代谢产能变为利用葡萄糖代谢产能则使心脏利用氧做更多工,从而降低心绞痛发作的可能性。鉴于上述全新的作用机制,口服雷诺嗪后不引起心率减慢和血压下降,还可防止乳酸酸中毒,大大增强了使用安全性。

⑤曲美他嗪。曲美他嗪适用于心绞痛发作的预防性治疗;眩晕和耳鸣的辅助性对症治疗。每次 1 片,每日 2~3 次,用餐时以 1 杯水服用。

(2)干细胞治疗:近十年的研究显示,干细胞具有分化为心肌细胞的潜能,干细胞移植成为治疗晚期严重冠心病的新思路。最近报道,从心内膜心肌活检组织所分离的心脏干细胞移植术,在临床试验中的初步结果令人鼓舞。

(3)基因及细胞促血管再生治疗:血管生长因子刺激血管壁细胞分裂增值,可使原位微血管管腔增粗,侧支血管扩张开放,促进侧支循环形成,增加冠状动脉血管再生。

(4)透壁激光心肌血运重建:透壁激光心肌血运重建是通过心内膜或经皮心内膜途径,于缺血心肌内激光打孔建立隧道,心肌直接从心室腔获得血供。

(5)增强型体外反搏:采用特制气囊分段包囊患者下肢及臀部,电脑指令气动装置对各段气囊进行序贯充气、排气,提高心肌血流灌注压、增加心排血量、减轻心脏后负荷、促进冠状动脉侧支循环形成与开放(图 19)。

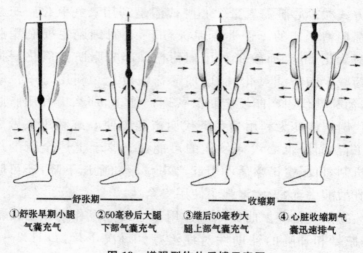

①舒张早期小腿　②50毫秒后大腿　③继后50毫秒大　④心脏收缩期气
　气囊充气　　　　下部气囊充气　　　腿上部气囊充气　　囊迅速排气

图 19　增强型体外反搏示意图

2006 年,欧洲心脏病学会和中华医学会心血管病学分会相继将"体外反搏"纳入冠心病、心绞痛治疗指南。根据我国研究资料,标准疗程为 36 次(每次 1 小时,每周 6 次,持续 6 周)。根据指南严格掌握适应证,"体外反搏"对多数不能进行血运重建的严重冠心病患者是一种安全有效的无创辅助治疗措施。

（6）冠状静脉窦缩窄术：用微创介入方法通过冠状窦内置入不锈钢沙漏型支架，用球囊扩张精确控制缩窄程度。原理是通过缩窄心脏血液的主要出口，提高冠状动脉和正常心肌部位毛细血管内压力，使冠状动脉血流重新分配而改善缺血区域心肌供血，缓解心绞痛，提高生活质量。

（7）经皮左心室-冠状动脉搭桥术及原位冠状动脉旁路术：在冠状动脉病变的近端及远端造口，以伴行的冠状静脉作为旁路管道架桥，然后阻断静脉的近端，使该静脉远段动脉化并充当血运管道，改善心肌供血。

（8）体外低能量心脏冲击波治疗：采用实时超声监测治疗靶点，以低能量震动波冲击心肌缺血部位，促进心肌微血管修复再生，并与原有心肌血管网交汇，改善心肌缺血。对不适宜进行血运重建的严重冠心病患者，或冠状动脉支架术、搭桥术后仍反复心绞痛的患者，不失为一种可选择的治疗方法。

45. 冠状动脉搭桥术后再次狭窄怎么办

已经做过一次冠状动脉搭桥手术的患者，如果再次出现狭窄问题还是可以再做搭桥手术的。二次搭桥比第一次搭桥会难做，因为搭桥取的是患者自己身上的血管，不管是静脉血管或动脉血管是有一定限度的。根据具体情况也可行支架置入术。再者，患者自身的病变所产生的动脉硬化的因素还没有消除，那么这些自身的血管，也可能过几年还是有病变，那就会出现再狭窄，所以一定要配合药物治疗，更应注意生活调理。

46. 什么情况下可行冠状动脉再次搭桥

冠状动脉搭桥术后狭窄而引起各种类型心绞痛,内科非手术治疗无效,影响工作和生活,用静脉材料搭桥于左前降支,因狭窄引起大面积心肌缺血,经放射性核素检查证实有存活心肌,并且至少有一条靶血管直径>1.5毫米可供搭桥者,可考虑行冠状动脉再次搭桥术。左心室功能不全不是手术禁忌,但左心室射血分数<25%将增加手术的危险性。如冠状动脉较大分支发生了新的严重病变,可能导致大面积心肌缺血者,也应考虑手术治疗。

一般静脉桥的 10 年再狭窄发生率为 50%左右,严重者需要再次手术治疗。再手术危险性明显高于第一次手术,因此在第一次手术后应尽可能减少再狭窄因素。由于患者多为高龄,同时合并其他疾病,如外周动脉硬化或狭窄、心功能不全、搭桥材料少等,手术死亡率在 7%~11%。同时左乳内动脉或静脉桥本身在手术中可能发生出血,其壁上硬化斑块脱落将会导致围术期心肌梗死,一般发生率为 6%左右。心包粘连会使手术更加困难、耗时。因此,决定再次冠状动脉搭桥术时应慎重。

再次冠状动脉搭桥术可选用原正中切口,在体外循环下进行,应充分游离心脏,但可能损伤乳内动脉桥。也可选择左侧开胸切口,以避免损伤乳内动脉,并可在非体外循环下完成手术,将血管桥近端吻合口吻合到降主动脉。

再次冠状动脉搭桥的手术效果与患者年龄及是否体弱多病有关。年龄>70 岁,手术成功率为 90%左右;如果<50

岁,手术成功率可达 95%。一般平均手术死亡率在 7%左右。5 年生存率为 76%,10 年为 55%。远期结果亦因患者年龄大、病情重、体质差而不如第一次手术效果好。急诊手术、高龄、左心室射血分数低、女性、高血压、糖尿病、脑卒中为危险因素。

47. 中医学对冠状动脉搭桥术患者围术期是如何认识的

冠状动脉搭桥手术是治疗冠心病心肌缺血十分有效的手段之一,其效果已经得到临床 30 多年的验证。冠状动脉搭桥术作为一种有效的、确切的治疗措施而被广泛应用,较好地改善了严重冠状动脉病变患者的预后。然而,还不能说冠状动脉搭桥术是一种完美的治疗方式,培曼耶尔(Permanyer)等对冠状动脉搭桥术患者术后两年的生存质量情况的研究发现,这些患者的健康总体上均受到中度的损害,可见冠状动脉搭桥术虽然解决了患者冠状动脉的病变,但手术本身对患者而言也是一种心理和生理的创伤。冠状动脉搭桥术术前患者可产生焦虑、抑郁等症,手术后仍有高水平的负性情绪。出院后的恢复期,患者要面对行为方式(疾病危险因素)的矫正、心理适应、家庭和社会角色的再调整,出现了许多生理、心理、社会方面的压力而影响患者的生活质量。而中医药因其整体观念、辨证施治的特点和优势,已逐步地应用于冠状动脉搭桥术患者围术期的治疗和康复中,并取得良好的效果。

(1)中医学对冠心病的认识

①中医命名。中医学无冠心病病名,但就该病的临床

表现而言,属中医文献记载的胸痹、心痛范畴。胸痹病名最早见于《内经》,并将其分为心痹和肺痹两种,目前认为胸痹为本虚标实病证。本虚主要是心气(阳)虚或心阴虚,心脉失养;标实主要是瘀血、痰浊和寒凝,闭遏胸痹,阻滞心脉。"心痛"病名最早见于马王堆古汉墓出土的《五十二病方》;《金匮要略》认为,心痛是胸痹的表现,其病机为阳微阴弦,对胸痹的重症真心痛。《灵枢·厥病》则有"真心痛,手足青至节,心痛甚,且发夕死,夕发旦死"的论述。

②中医学对病因病机的认识。胸痹的主要病因是年老体虚,年过半百,肾气渐衰,饮食不当,恣食肥甘厚腻,或痰浊久留,或饱餐伤气,情志失调,忧思伤脾,愤怒伤肝,寒邪内侵,素体阳虚,胸阳不振,阴寒之气侵入。主要病机为心脉瘀阻,病位在心,然发病多与肝、脾、肾三脏功能失调有关,如肾虚、肝郁、脾失健运。近代邓铁涛教授认为心为阳,心脏病或年老或病久元气不足,加之手术开胸创伤,体外循环曾将心脏停搏,心胸阳气更加外泄,术后患者皆有心气虚表现。心脏术后脾胃失调发生率较高,而心气虚证、痰证发生亦与脾胃功能失调有关。邓铁涛教授在继承古代中医学理论的基础上,结合临床经验,提出"五脏相关"理论,认为五脏及其相应的六腑、四肢、皮毛、经筋、脉肉、五官七窍等组织器官分别组成5个脏腑系统,在理想情况下各脏腑系统相互联系,相互促进与制约,发挥不同的功能,协调机体的正常活动;在病理情况下,五脏系统又相互影响,每一种疾病都是五脏相关的具体表现。

③中医学对冠状动脉搭桥术辨证的基本证型。目前,冠状动脉搭桥术患者围术期中医药干预正处于起步阶段,

仅有以邓铁涛教授为主的课题组正在进行临床研究,并做出初步结论。邓铁涛教授主张以调脾之剂治疗心脏手术各种并发症。江巍等结合邓铁涛教授经验,分为基本证型——气虚痰瘀证,以及合并瘀血停滞证、气阴两虚证、心阳不足证。吴焕林等发现搭桥术后气虚痰瘀是基本病机,气阳虚衰、气阴不足多见,且多夹瘀夹痰,出现肺部并发症多辨为痰浊壅肺,基本证型为心气(阳)虚证、气阴两虚证。由于各地区的差别,气候环境的不同,各民族生活习惯的不同,因而相关证型还需进行更多的临床探索。

(2)中医学对专方专药的应用研究:广东省中医院心内科根据邓铁涛教授经验分型应用护心方辨证加减,对搭桥术患者围术期进行中医药干预治疗。阮新民等予以调脾护心方(黄芪 30 克,五爪龙 25 克,茯苓 15 克,橘红 6 克等)对基本证型气虚痰瘀证加减;护心方合血府逐瘀汤对合并瘀血停滞证加减;护心方合生脉散对气阴两虚证加减;护心方合人参四逆汤对心阳不足证加减。

①川芎。徐正等发现川芎嗪对家兔心肌缺血再灌注损伤具有保护作用。川芎嗪保护组与非保护组比较,保护组左心室收缩压明显升高,谷胱甘肽过氧化物酶/脂质过氧化物、血清丙二醛明显降低,而非保护组谷胱甘肽过氧化物酶/脂质过氧化物升高非常明显;缺血再灌注损伤区心肌组织中血清丙二醛显著降低,并伴随超氧化物歧化酶和脂质过氧化物显著升高。

②丹参。丹参能扩张冠状动脉,增加冠状动脉血流量,改善心功能,缩小心肌梗死范围;丹参能扩张外周血管,改善外周循环,提高在常压或低压下机体的耐缺氧能力;丹参

有抑制血小板聚集,抑制凝血功能和促进纤溶活性作用;丹参可以通过降低二磷酸肌醇和三磷酸肌醇水平,抑制心肌细胞内钙超载而发挥保护心肌的作用;丹参对神经系统有镇静和安定作用。

③人参。夏明泽等以心肌外膜电图和病理改变为指标,对人参提取液在急性心肌缺血再灌注损伤中的作用进行了观察。冠状动脉结扎 2 小时后给予再灌注,45 分钟后开始用药持续至再灌注后 1 小时。冠状动脉结扎后心外膜图 R 波幅和 ST 均明显升高,无负荷试验明显增加。再灌注后对照组 R 波振幅和 ST 急骤下降,病理性 Q 波数明显低于对照组。冠状动脉结扎后 24 小时和再灌注后 2 小时心肌超微结构改变治疗组较对照组轻,证明人参提取液对缺血心肌有保护作用,能减轻缺血再灌注损伤。

④益母草。郑鸿翔等报道了益母草注射液对兔心肌缺血再灌注损伤的保护作用。于缺血 20 分钟时静脉滴注益母草注射液(1.5 毫升/千克体重)10 分钟,可使左室舒张末压和心电图抬高的 ST 段显著降低,左心室收缩压、心室最大收缩速率明显回升;再灌注心肌中的肌酸激酶、天门冬氨酸氨基转移酶、乳酸脱氢酶、α-羟丁酸脱氢酶、谷胱甘肽过氧化物酶、超氧化物歧化酶、三磷腺苷酶的活性均显著高于对照组,血清丙二醛和钙含量则明显低于对照组。提示益母草注射液对兔心肌缺血再灌注损伤有明显保护作用,其机制与益母草保护心肌中超氧化物歧化酶、三磷腺苷酶活性,减轻氧自由基对心肌组织的损害,减少心肌细胞酶的逸出,以及减少心肌细胞钙超载有关。

⑤桂枝。邹丽琰等采用离体灌注鼠心为模型,观察到

桂枝蒸馏液(1.5 毫升/升)能降低再灌注损伤发生率,提高心室最大收缩速率及左室功能指数,同时心肌摄氧量增加。其作用机制为抑制心肌缺血再灌注时,冠状动脉流量的减少及心肌细胞乳酸脱氢酶的释放,减少心肌组织中血清丙二醛含量,提高超氧化物歧化酶活力。

⑥酸枣仁。万华印等采用培养心肌细胞缺氧复氧模型,以黏附式细胞仪检测细胞内脂质过氧化物及钙。结果发现,酸枣仁总皂苷能显著降低细胞内脂质过氧化物荧光强度及钙荧光比率,改善心肌细胞超微结构,证明酸枣仁总皂苷有保护心肌细胞和抗氧化反应,这可能与其能清除脂质过氧化物及抗钙超载有关。

⑦五味子。代友平等发现,五味子提取液能提高超氧化物歧化酶活性,明显降低静脉血中脂质过氧化物含量,缩小心肌梗死范围,减轻心肌梗死程度。提示五味子提取液对犬心肌缺血再灌注时脂质过氧化损伤有良好的预防作用。

⑧冬虫夏草。刘凤芝等研究了冬虫夏草醇提取物对大鼠心肌缺血再灌注过程血清丙二醛和腺嘌呤核苷酸含量的影响。结果表明,冬虫夏草醇提取物能显著降低再灌注心肌的血清丙二醛及显著提高心肌中腺嘌呤核苷酸含量。说明冬虫夏草可通过改善心肌的能量代谢,减少缺血再灌注损伤。

(3)中药针剂对术后防治血栓、再狭窄的作用:在临床工作中,对施行冠状动脉搭桥术后患者在服用西药防治冠状动脉再狭窄基础上,辅以中药针剂类治疗,可活血化瘀,疏通经络,对改善血黏度,降低血脂及解除小动脉痉挛,改善和减轻冠状动脉再狭窄有良好的协同作用。同时可降低血压,调理血脂,预防冠状动脉搭桥术后并发症的发生。

(4)问题与展望:目前研究结果已显示出,中医药冠状动脉搭桥术干预治疗对患者临床症状的改善、患者体能的恢复、心功能的改善等诸方面较单纯的西医治疗有明显的优势,但也存在着一些不足:中医尚未对搭桥术患者的辨证分型制定统一的标准,对中医药治疗效果亦没有统一的评定标准。对冠状动脉搭桥术患者的中医药干预仅有个别单位进行,缺乏大样本的流行病学研究资料,对其证候分型提供科学的依据。中医药对冠状动脉搭桥术患者围术期干预的治疗研究是非常有意义的,传统中医药的治疗和现代医学技术相结合,将对冠状动脉搭桥术患者围术期的康复提供更全面、更有效的方法和手段。

48. 治疗心血管疾病的经验方有哪些

(1)心血管病组方 1 号注射液

主要成分:5%葡萄糖注射液 250 毫升,复方丹参注射液 20 毫升,黄芪注射液 20 毫升。

主要功能:活血化瘀,疏经通络,扩张血管,养心通脉,改善微循环。

主要用途:适用于冠心病、心绞痛、高脂血症、高黏血症及高血压等的治疗。也可用于慢性肾炎、肾病综合征的治疗。亦可作为心血管疾病的保健用药,每年入冬前用 1 个疗程,可预防冬季心血管疾病的复发与发生。

用法用量:成年人每日静脉滴注 1 次,14~21 日为 1 个疗程;也可与心血管病组方 2 号注射液交替使用。

（2）心血管病组方 2 号注射液

主要成分：5％葡萄糖注射液 250 毫升，川芎嗪注射液 80～160 毫克，黄芪注射液 20 毫升。

主要功能：活血化瘀，扩张小动脉，改善微循环，抗血小板聚集。也可降低血肌酐、尿素氮，改善肾功能。

主要用途：适用于闭塞性脑血管疾病，如脑供血不全、脑血栓形成、脑栓塞、高血脂、高血压，以及其他缺血性血管疾病，如冠心病、脉管炎等；也可用于慢性肾功能不全、慢性肾炎、肾病综合征等疾病的治疗；亦可作为心血管疾病的保健用药，每年入冬前用 1 个疗程，可预防冬季心血管疾病的复发与发生。

用法用量：成年人每日静脉滴注 1 次，14～21 日为 1 个疗程；也可与心血管病组方 1 号注射液交替使用。

（3）心血管病组方 3 号注射液

主要成分：5％葡萄糖注射液 250 毫升，脉络宁注射液 20 毫升。

主要功能：清热养阴，活血化瘀，改善微循环。

主要用途：适用于血栓闭塞性脉管炎、脑血栓形成及其后遗症、高脂血症、高血压、多发性大动脉炎、四肢急性动脉栓塞症、糖尿病性坏疽、静脉血栓形成及血栓性静脉炎等。亦可作为心血管疾病的保健用药，每年入冬前用 1 个疗程，可预防冬季心血管疾病的复发与发生。

用法用量：成年人每日静脉滴注 1 次，14～21 日为 1 个疗程；也可与心血管病组方 1 号注射液或 2 号注射液交替使用。

（4）心血管病组方 4 号注射液

主要成分:5%葡萄糖注射液 300 毫升,复方丹参注射液 20 毫升,清开灵注射液 20 毫升。

主要功能:清热解毒,活血化瘀,化痰通络,醒神开窍。

主要用途:适用于心绞痛、心肌梗死、高血压、脑卒中后遗症等。也可用于慢性支气管炎、支气管哮喘、肺气肿、肺心病等患者。

用法用量:成年人每日静脉滴注 1 次,14~21 日为 1 个疗程。

(5)心血管病组方 5 号注射液

主要成分:5%葡萄糖注射液 250 毫升,血塞通注射液 0.2~0.4 克。

主要功能:活血化瘀,通脉活络,降低血黏度。

主要用途:可用于中风偏瘫,瘀血阻络证;动脉粥样硬化性血栓性脑梗死、脑栓塞、高血压、视网膜中央静脉阻塞见瘀血阻络证者。亦可用于紫癜性肾炎、免疫球蛋白 IgA 性肾病及其他以血尿为主的肾脏病患者。

用法用量:成年人每日静脉滴注 1 次,14~21 日为 1 个疗程;也可与心血管病组方 1 号注射液或 2 号注射液交替使用。

(6)心血管病组方 6 号注射液

主要成分:5%葡萄糖注射液 250 毫升,丹红注射液 20~40 毫升。

主要功能:活血化瘀,通脉养心,降低血黏度。用于瘀血闭阻所致的胸痹及中风,症见胸痛,胸闷,心悸,口眼㖞斜,言语謇涩,肢体麻木,活动不利等症。

主要用途:可用于冠心病,心绞痛,心肌梗死,瘀血型肺心病,缺血性脑病,脑血栓,高血压。亦可作为心血管疾病的保健用药,每年入冬前用 1 个疗程,可预防冬季心血管疾病的复发与发生。

用法用量:成年人每日静脉滴注 1 次,14~21 日为 1 个疗程。

(7)心血管病组方 7 号注射液

主要成分:5％葡萄糖注射液 250 毫升,灯盏花素注射液 40~50 毫克。

主要功能:活血化瘀,通络止痛。

主要用途:用于治疗闭塞性血管疾病、高血压、脑血栓、脉管炎、冠心病、心绞痛等;亦可用于缺血性脑血管病的急性期、恢复期及后遗症,如脑供血不足、脑血栓等导致的瘫痪、痴呆及脑卒中等;亦可用于慢性肾炎的治疗。

用法用量:成年人每日静脉滴注 1 次,14~21 日为 1 个疗程。

(8)心血管病组方 8 号注射液

主要成分:5％葡萄糖注射液 250 毫升,疏血通注射液 40~50 毫克。

主要功能:活血化瘀、通经活络。

主要用途:适用于瘀血阻络所致的缺血性脑卒中,冠心病,心肌梗死及冠状动脉介入术后的再狭窄。

用法用量:成年人每日缓慢静脉滴注 1 次,14~21 日为 1 个疗程。

以上的中药针剂类协定经验方,在临床上作为常规使用,为治疗各类心血管疾病均取得了非常理想的疗效。既可以在冠心病患者搭桥术后作为治疗用药,也可以作为术后预防三高症（高血压、高血脂、高血糖）的发生，以减少心血管疾病的危险因素。经临床使用后证实，中药针剂类有以下特点：可活血化瘀，抗凝溶栓，防止再狭窄；可降低血脂，改善血黏度；可使高血压平稳下降；可预防高血压并发症的发生；可阻断肾纤维化，改善肾功能；不良反应少，安全系数大，如和西药的抗凝药"肝素钙"相比，肝素钙用药量小时起不到有效作用，用药量大时可引起出血，而且还要经常检测出、凝血时间和血小板，使用这些中药针剂时则不需要检测出、凝血时间，活血化瘀类中药更没有引起出血现象发生，在临床上可以放心地使用。

49. 冠状动脉搭桥术发展前景如何

冠状动脉搭桥术从 20 世纪 60 年代至今已有 50 年的发展历史，经典的冠状动脉搭桥术是在体外循环、心脏停止跳动的情况下完成的。随着医学科学技术的进步和患者需求的提高，最近十余年来搭桥技术得到迅速发展，尤其是微创冠状动脉搭桥术，可以说是心脏外科的里程碑之一。冠状动脉搭桥术已经进入了一个新的"微创时代"，包括非体外循环冠状动脉搭桥术、小切口冠状动脉搭桥术、内镜取血管、杂交技术、机器人辅助冠状动脉搭桥术等技术。

（1）非体外循环冠状动脉搭桥术：现在，冠状动脉搭桥术基本上可分为体外循环冠状动脉搭桥术和非体外循环冠状动脉搭桥术。以非体外循环冠状动脉搭桥术为主要技术的微创冠状动脉搭桥术已成为将来的发展趋势，国内一些单位微创冠状动脉搭桥术的比例已达 90% 以上，有些甚至达100%。

非体外循环冠状动脉搭桥术、微创冠状动脉搭桥术适用于所有需要搭桥的患者。主要包括内科治疗无效的心绞痛,特别是不稳定型心绞痛患者;冠状动脉造影提示有左主干自身或分叉部位病变;三支血管病变,尤其合并心功能低下和糖尿病患者;二支血管病变,合并前降支近端的高度狭窄;介入治疗失败或术后发生再狭窄的患者;再次冠状动脉搭桥术。微创冠状动脉搭桥术尤其适用于体外循环高风险患者,如高龄患者,心功能严重低下者,肝肾功能不良者,有慢性支气管炎的患者,有脑卒中的患者,主动脉钙化者,有凝血功能不良易出血的患者。

非体外循环冠状动脉搭桥术的理念,是在保证体外循环冠状动脉搭桥术效果的基础上,避免体外循环,降低手术创伤和手术并发症,加快患者的康复。全身麻醉后,取大隐静脉,开胸并取胸廓内动脉,利用特殊的冠状动脉血管稳定装置(血管稳定器),使要做血管吻合的心脏局部保持相对稳定,从而完成精细的血管吻合。整个手术过程就像普通开胸手术一样,但在跳动的心脏上缝合血管,比"绣花"还要精细。

临床随机研究和多中心大样本的临床观察证明,非体外循环冠状动脉搭桥术可以达到心肌彻底血管化的目标,降低手术死亡率,降低脑卒中和认知障碍、肾功能不全、呼吸功能不全、心律失常、出血等手术并发症,80%的患者不需要输血。非体外循环冠状动脉搭桥术在麻醉、手术、监护等各个环节采取各种措施促使患者早清醒、早拔管、早下床活动。避免长时间机械通气,减少呼吸道并发症,早期下床,促进胃肠蠕动,增进食欲,同时减少下肢静脉血栓形成的机会,缩短患者在监护室和病房的滞留时间,术后6～7天即可出院,改善了患者的预后,降低了医疗费用。

(2)小切口冠状动脉搭桥术:小切口冠状动脉搭桥术也不需要体外循环,而且手术切口更小(5～8厘米),对身体的创伤更小。常用的切口有左胸前外侧小切口、胸骨正中小切口和下段小切口。小切口不停搏冠状动脉搭桥术只能用于单支病变,最常见的是左胸廓内动脉至前降支的搭桥、降主动脉至回旋支的搭桥、胃网膜右动脉到右冠状动脉的后降支或左室后支的搭桥。术后一般3～4天即可出院。

(3)杂交技术:对于内科和外科均为高风险的患者,还可采取杂交技术进行心肌再血管化,即为外科手术和内科支架相结合的方法。例如,高龄、心功能严重低下、心脏巨大、主动脉硬化的左主干或多支血管病变的冠心病患者。先由外科完成小切口冠状动脉搭桥术(左胸廓内动脉至左前降支),冠状动脉得到保护后,再由心内科医师完成其他冠状动脉的支架术,使创伤更小、远期疗效更佳。

(4)机器人辅助冠状动脉搭桥术:机器人辅助冠状动脉搭桥术能使手术创伤达到最小化。只需在胸壁开三个钥匙孔大小的孔洞,在完全内镜辅助下取桥血管,外科医师通过机械臂完成精细的冠状动脉血管吻合,可在心脏停搏或搏动下进行,可做单支或多支搭桥。全球已经有多个商品化的机器人系统被用于临床。国内仅有个别单位和医生进行机器人辅助冠状动脉搭桥术。尽管当前机器人心脏手术还处在发展阶段,但这是微创手术的必然趋势。

(5)其他微创技术:其他微创技术也在冠状动脉搭桥术

中得到应用,包括内镜取血管、主动脉-大隐静脉血管吻合装置等新技术。为了避免传统移植静脉获取方法所造成的长切口创伤,还可以应用内镜辅助获取大隐静脉技术。该技术只需两个小小的切口,通过皮肤下的隧道完整地取出静脉,使冠状动脉搭桥术的整体创伤进一步缩小。冠状动脉血管吻合装置能大大缩短吻合时间,并能通过"钥匙孔"小切口进行血管吻合,将是微创冠状动脉搭桥术的革命性进展。

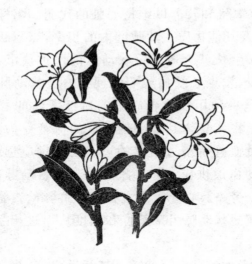

三、冠状动脉搭桥术后的养护与调理

1. 冠状动脉搭桥术患者须知事项有哪些

(1)患者应知什么是冠状动脉搭桥术：心脏的日夜跳动是需要能量来维持的，冠状动脉是输送心脏血液的血管，它给心脏带来氧气和营养以维持心脏的代谢。粥样斑块是脂肪、胆固醇及其他物质在动脉壁内的积聚，当冠状动脉内粥样斑块不断生长就会造成冠状动脉的严重狭窄，心脏的血流灌注减少，发生心绞痛或心肌梗死。冠状动脉旁路手术（搭桥术）是一种用以改善心脏的血液灌注的心脏外科手术。此手术将从身体其他部位切取的血管作为血管桥，血液可以通过血管桥绕过堵塞的冠状动脉供应远端的心肌，改善心脏的血液供应。如果超过一支冠状动脉阻塞时，可能需要多个旁路。心导管或冠状动脉造影检查是外科医生手术前了解冠状动脉阻塞部位和程度从而进行手术监护的一项检查。

(2)患者如何准备冠状动脉搭桥手术：让患者知道即将发生什么，可以帮助大多数手术患者减少手术焦虑。与外科医生或已经做了这种手术的病友交谈，可能会帮助患者减轻术前的紧张和害怕。向医生要求事先留出一部分患者自己的血，这样可以在手术失血后，用自己的血液来补充，避免输别人的血。手术前问医生该吃什么药。医生可能会给开一些防止血液凝固的药物。如果每日服用阿司匹林，要问医生在手术之前是否需要停止服用，安排好术后护理和康复计划。听从医生的指示，手术前一晚常规淋浴和洗头，晚上吃一份清淡晚餐，午夜之后不要吃喝任何东西。吸烟会减慢患者手术后的复原速度，也更容易出现呼吸问题，因此应该戒烟。为防止感染，手术之前大腿、腹股沟、胸部（如果必要的话）的毛将被剃掉。在给全身麻醉药之前，医生会给一个温和剂量的镇静药帮助放松。全身麻醉药物可以让肌肉放松，感觉不到疼痛，并进入深睡眠。

（3）应了解在冠状动脉搭桥手术中会发生什么：冠状动脉搭桥手术是由一个外科医生的团队来完成的。手术操作需要 2～6 小时，手术时间的长短取决于有多少血管需要被架桥。外科医生打开患者胸骨，将心脏血管连接到人工心肺机，在手术期间它将接替心脏和肺的工作。如果是静脉作为血管桥，一端是缝在主动脉（心脏发出的大血管），另一端是缝在冠状动脉堵塞部位的远端。如果使用乳内动脉，其远端切断后重新和冠状动脉堵塞远端的血管相连接。在上述的两种情况下，血液将通过新血管（血管桥）迂回绕开堵塞部位以供应冠状动脉狭窄部位的远端。完成吻合后医生将重新启动心脏、脱离人工心肺机，缝合胸骨和胸部皮肤，关闭胸部切口。医生会通过切口放置一些引流管引流胸腔内的血和液体。如阻塞冠状动脉在心脏的正前方，外科医生也可能会采用胸部的小切口做冠状动脉搭桥术。该方法不需要切开胸骨，术后恢复更加容易，但它并不适合大多数的搭桥患者。

（4）应知道冠状动脉搭桥手术后会发生什么：手术后，患者将会被送入重症监护病房。在重症监护病房需要继续观察，然后转入普通病房。手术后连续的心电图监视仪将记录心脏的节律，呼吸治疗会帮助防止一些肺部疾病，如肺不张、感染或肺炎。护士或治疗师会每隔数小时进行呼吸治疗。如果有疼痛，可以向医护人员要求镇痛。术后当回到家后应避免高脂肪、高胆固醇、高钠饮食。

（5）应知道冠状动脉搭桥手术的风险：每一种治疗方法都是有风险的。外科医生会和本人谈具体的风险，全身麻醉的任何时候都会有一些风险；感染，尤其是肺部感染往往是一个问题；手术后大量出血有时意味着需要再次手术止血；血管桥存在逐渐堵塞的风险；术后脑卒中也是风险之一；术后心律失常的发生相当普遍，但对其药物治疗往往有效。

（6）手术后如何照顾自己：按照医生的治疗方法，服用处方药物，获得足够的休息，至少在白天休息2个时间段。可接受身边人的帮助和家人、朋友的来访，但时间不能长，以保证充分的休息。学习深呼吸、放松的技巧。如果体重超重，则需要慢慢减轻体重。遵循一个健康的、均衡的饮食，包括低盐、低饱和低脂肪、低胆固醇的饮食。每日早晨称重，如果体重突然超过2千克，应向医生汇报。便秘是一种常见的问题，在医院或在家中很多患者卧床休息后会有便秘，可向医生要求用一些大便软化药物或轻泻药。对于大隐静脉切取后引起的下肢水肿和循环问题，医生会建议平时多行走和平躺时抬高患肢，防止长时间的站立和坐姿，或穿上弹力袜来防止下肢水肿和循环问题。

（7）如何避免手术后恢复过程出现的问题：术后尽量按

照医生的建议去做。如果有轻微的头晕目眩,则需要有人帮助沐浴或淋浴;为了安全,或许需要使用淋浴的凳子;避免过热的热水淋浴、盆浴,因为它会影响血流,让人感到头昏眼花。回家后,避免提起 5 千克以上重的东西。不要开车,不要修剪草坪,不要拖地板和使用吸尘器,不要做任何上臂和胸部的其他活动,直到医生允许做。避免性交,直到医生告诉可以恢复性生活。没有医生批准,不要喝酒。

(8)手术后什么时候应该去看医生:下列情况下应该去找手术医生看病:发热,感到气急胸闷,胸痛症状逐渐加重,对手术和结果有疑问,需要看其他的病。

2. 冠状动脉搭桥术后能"一劳永逸"吗

冠状动脉搭桥手术是目前治疗冠心病的主要手段之一,因其效果好,患者生活质量有较大幅度提高,已被越来越多的冠心病患者所接受。但是,冠状动脉搭桥手术并非一劳永逸,如果自己不重视对桥的保护,桥会发生堵塞或出现新的血管病变。再一个是搭桥的那根血管通畅了,其他硬化的冠状动脉如不保健治疗,也会发生冠状动脉堵塞,引起心绞痛。关键在于术后的自我保健,重视冠心病的预防,保护其余血管及所架的"冠状动脉桥"不再发生新的冠状动脉硬化,最后才能达到良好的治疗效果。

3. 冠状动脉搭桥术后能管多少年

关于搭桥术后血管通畅的问题,一是看是静脉桥还是动脉桥,如果是静脉桥,手术基本常用的是大腿上的大隐静脉血管,5年以后的通畅率大约是70%,还可以继续再通;如果是动脉搭桥,有用桡动脉,也有用乳内动脉搭桥的,5年的通畅率可以达到90%以上,手术的远期效果是非常好的,60%～70%的患者术后能保持10年的血管畅通。二是术后养护,如按医生的医嘱用药及个人的精心调养,桥的通畅率还会更高。

4. 冠状动脉搭桥手术后如何保养

(1)饮食:在冠状动脉搭桥手术后的恢复期,通常需要增加蛋白质及维生素的摄入,以促进手术后的尽快康复。但冠心病患者的膳食治疗是一项长期的任务,包括控制血脂,如果有糖尿病,还必须要更严格的饮食控制,以保证血糖稳定。因为手术只能治疗已经发生了冠状动脉堵塞,而不能预防未来动脉硬化的进展。针对冠心病病因的治疗需要患者本人长期持之以恒的生活方式的控制。减少食盐的摄入,能防止或减轻高血压的发生。因此,在饮食方面,注意饮食清淡,少吃高脂肪、高热量的食物。

(2)锻炼:运动可以改善血液循环,增加肌肉和骨骼的力量。搭桥术后的患者最初可在室内或房子周围走动,走动时要扶着东西。开始行走的速度、步伐以感觉舒适为标准。以后,逐渐加快步伐,以增加心率和呼吸频率。在运动和锻炼的过程中如果出现胸痛、气短、哮喘和疲劳,应立刻停止,待症状消失后,再以较慢的速度继续活动,循序渐进,逐日增加。如感到心脏突然失控或跳得过快、头晕、乏力、脉搏不规则等症状时,应及时和医生联系。

(3)术后复查:通常情况下,术后1个月应复查一次,如果在家中休息期间有任何不适和问题,请尽早与医院联系。

(4)注意伤口愈合情况:一般情况下手术伤口周围有些麻木、刺痒等感觉,属于正常现象。通常搭桥手术下肢会有伤口,并且术后早期手术侧的下肢会有肿胀现象,这些都是正常反应。正常情况下肿胀的下肢经过一个晚上的平卧休息会基本缓解,但到下午或晚间又加重,这是重力作用的结果。如果感觉下肢肿胀比较严重,可以在白天就把它垫高,具体办法是找个舒适的地方躺下来,把肿胀的下肢用枕头或其他软的东西垫高,使其高于心脏,这样可以促进血液回流。平时应避免过多的行走或站立,如果出现伤口发红、疼痛、流水甚至流脓等现象,应立即与医生联系或去医院就诊。如果没有手术的下肢也出现肿胀的现象,也要尽快去医院就诊。

(5)预防感冒:在出院后,应尽量避免吵闹,避免与感冒、咽痛和其他感染征象的人接触,预防感冒。在身体完全恢复之前,应避免到人群聚集的公共场所。

(6)记录血压和脉搏:养成良好的习惯,每日测量并记录血压和脉搏次数。这很重要,因为这些指标不但反映了心脏功能,而且对于病情的控制至关重要。在患者住院期间,这个工作是由医生或护士来完成的。出院回家后,完全可以自己来做这件事。买一个电子血压计,每日自己测量血压,然后自己数一下脉搏的次数(有些电子血压计本身就能测心跳次数),找一个日历本,把测得的结果记在上面。去医院复诊的时候最好带上记录本,供医生参考。

(7)控制血糖:糖尿病是导致冠心病的一个重要病因,如果有糖尿病的话,就必须严格控制血糖才能保证良好的远期疗效。咨询内分泌科医生会得到全面的建议。按照内分泌科医生的指示控制血糖。最后能学会自己测血糖,并像记录血压、心跳一样,记录下来。

(8)戒烟:吸烟是导致冠心病的另一大元凶。戒烟不但对心脏有好处,而且对于全身都有极大的好处,这是非常重要的。为了健康,必须戒烟。如果觉得戒烟有点困难,可以到戒烟门诊取得帮助。据统计,单纯依靠吸烟者的意志戒烟的成功率只有10%。但现在医学发达了,人们发明了一些药物可以帮助摆脱对烟草的依赖,所以赶快行动吧,不管用什么方法把烟戒掉。

(9)保持乐观豁达的心态:手术之后从某种意义上讲相当于患者获得了新生,开启了一段新的人生里程。据研究,A型性格的人更容易得冠心病,也就是说急躁、爱争强好胜的性格对心脏是有坏处的。没有必要再为一些小事大发雷霆,或纠缠于一些细枝末节的琐事。乐观豁达的心态不但有助于心情更加舒畅,而且有助于血管更加通畅。

(10)药物治疗:冠状动脉搭桥的患者术后需长期服药,才能确保手术效果。在服药过程中应注意以下几点:要明确了解服用药物的名称、作用和外表。按照医生的嘱咐,定时、定量服用药物。了解药物的不良反应,如有不适随时向医生咨询。请勿在未得到医生准许时,私自停用药物或加减剂量。

5. 冠心病搭桥术后可能出现哪些症状

(1)术后可能出现心前区不适或疼痛,原因可能为:缝合的刀口处疼痛;心脏上缝合桥血管的患者可能会有不适感,加上患者心理上过度紧张而出现心前区疼痛不适,但与术前心绞痛完全不同,心电图和心肌酶谱正常,短期内可自愈;术后并发急性血管闭塞,冠状动脉内血栓形成或急性心肌梗死。此种情况需要急诊冠状动脉造影确诊及再次搭桥或介入治疗才能康复。

(2)取桥血管侧下肢疼痛、肿胀或不适感,应抬高肢体,一般几天即可恢复。

(3)可出现腹胀,腰痛,恶心呕吐及失眠等症状,一般1~3天就会消失。

(4)出现下列症状,可能是术后心脏病发作的报警信号。

①胸部不适。大多数心脏病发作前都有心前区不适,有胸痛、胸闷或咽部紧缩感,持续数分钟,或者反复出现。

②其他部位的不适。疼痛可向左肩背部、无名指、小手指、颈部、下颌放射及胃部不适。

③呼吸短促、憋气。这种感觉大多伴随有胸部不适,且多在胸部不适之前发生。

6. 冠状动脉搭桥术后为什么还需要复查

冠状动脉搭桥术只是治疗的一个部分,并没有根治冠心病。由于冠状动脉粥样硬化是一种弥漫性病变,搭桥治疗仅处理直径狭窄超过 50%～70% 的血管,没有处理轻中度的病变,患者仍然有再次发生心绞痛、心肌梗死的可能;其次,成功搭桥治疗存在一定的复发率,已经疏通的血管上的桥仍然有再次堵塞或狭窄的可能。因此,搭桥治疗术后适时冠状动脉造影复查还是十分必要的,尤其是那些合并糖尿病、多支冠状动脉病变和存在临界病变患者,可以评估疗效并指导今后的治疗策略。复查时要结合临床症状,如果仍有典型症状发作,建议复查冠状动脉造影;如果病情稳定,可以每半年复查血脂、血糖、超敏 C 反应蛋白、心电图等;如果有心肌梗死,每半年查一次心脏彩超。

7. 冠状动脉搭桥术患者有何心理障碍

近年来,随着心脏外科技术的发展,冠状动脉搭桥已成为诊治心血管疾病重要而有效的手段。但由于许多患者对搭桥术知识缺乏了解,因此担心手术效果并对预后充满恐惧心理,怀疑搭桥治疗的可行性、安全性。临床调查发现,每位患者都存在着不同程度的心理问题。因此,良好的心理护理是冠心病患者搭桥治疗成功的关键因素之一。

(1)术前心理障碍:搭桥术是近年发展很快的冠状动脉疾病治疗的重要手段,但它毕竟是心脏外科的大手术,费用昂贵,恐惧手术、害怕疼痛、有严重并发症的风险,可能对患者造成一定的心理影响。因此,有针对性地对患者采取心理治疗措施,对提高临床治疗效果有着十分重要的意义。

(2)术中心理障碍:研究显示,冠心病患者在心脏搭桥手术中明显的焦虑情绪,可导致心率加快、收缩压升高,甚至可能影响手术的顺利进行。因此,在手术过程中重视对患者的心理护理十分重要。

(3)术后心理障碍:冠状动脉搭桥术治疗为冠心病患者提供了最为直接准确的治疗,可使患者从根本上放下冠心病这个思想负担,但在冠状动脉上搭桥也可使部分患者在一定程度上增加心理负荷,患者对体内桥血管的过分关注,顾虑术后留有后遗症及经济问题等,均可导致或加重其心理障碍。

8. 如何开展冠状动脉搭桥术围术期的心理护理

冠心病患者通过冠状动脉搭桥手术重建血流通道,改善心肌供血,以消除症状,延长寿命。本病常具有突变性和多变性的特点,且往往来势凶险,使患者长期忍受疾病的折磨,加上手术风险大、死亡率高等因素使患者具有极其复杂的心理活动,如抑郁、焦虑、悲伤、烦躁、猜疑、丧失自尊等负性心理特征。不良情绪反应将严重影响治疗效果,甚至使病情恶化。因此,加强心理护理,使患者在疾病状态下保持应有的健康状态,降低死亡率,提高生存质量是值得我们探讨的问题。

上海远大心胸医院心外科自 2004 年 3 月至 2005 年 3 月加强围术期的心理护理以来所取得的成效报告如下:本组 81 例冠心病患者,男 62 例,女 19 例。自患者入院开始,根据精神及心理状况,不同的性格、文化程度及病情进展不同等诸多因素进行全面评估,及时准确地判断和把握患者的心理问题,提供针对性的心理护理,以疏导患者的心理障碍。结果围术期的死亡率由 2003 年的 8％降至 5％，住院天数由 16.8 天降至 12.1 天，患者满意度由 96.5％提高至 99.1％。对本病相关知识的了解由 68％提高至 90.8％。具体心理护理措施如下。

（1）术前心理护理措施：从言行上、情感上亲近患者，使其对护士产生一定的信任，解释冠心病相关知识，使患者获得知识的同时纠正不良的生活习惯和方法。耐心得体的向患者解释术前应注意的事项，如请患者戒烟。解释手术过程，术后置各种引流管、导尿管、气管插管、各种监测压管、呼吸机、监护仪等的意义与配合方法。带患者到监护室参观，了解各种仪器使用时发出的声音，使其相信术后会得到良好的监护，以减少焦虑、恐惧心理。充分尊重患者的疾病知情同意权，并根据患者的知识水平和接受能力，利用形式多样的教育方法向患者及其家属说明手术的必要性及手术前后的注意事项和要求。密切观察病情变化，处理患者急需解决的护理问题，为患者创造安静舒适的环境，保证充分地休息对冠心病患者非常关键。安排有经验的护士与患者谈其关注的话题，对病情进行选择性的解释，使之对疾病的病因、进展及预后有所了解。树立正确的认识，解除顾虑，并进行有效交流与沟通，建立融洽的信任关系，减轻心理压力、减少负性情绪的影响。冠心病突发事件的发生有其明显的诱因，如情绪激动、饱餐、过度劳累、用力排便等。要充分向患者解释取得积极配合，避免不利因素的发生。认真倾听患者主诉，耐心解释其提出的问题，对存在的心理问题进行安慰、指导，消除紧张恐惧心理，并树立战胜疾病的信心，积极配合治疗护理。向患者介绍我院的医疗水平，主管医生的技术专长及手术成功病例，增强患者对手术成功的信心。做好家属的工作,使其共同配合做好患者的心理支持。

(2)术后心理护理措施:患者清醒后,即向患者耐心解释告知其手术成功完成,现已安返监护室,只要积极配合治疗很快就能康复,以减轻患者的心理压力,保证手术后治疗护理顺利进行。术后因置多根管道、手术创伤、疼痛等原因,使患者自理受限,加重心理负担,主动为患者做好生活护理,关心体贴患者,各项操作应动作娴熟敏捷,避免过度刺激,最大程度减轻患者的痛苦。应用支持-表达式心理治疗,对患者术后情绪低落及时给予劝导和鼓励。尊重患者的人格,相信其主诉,确认其痛苦,鼓励其表达消极情绪;解释减轻术后疼痛等不适的方法,嘱其充分休息、睡眠、转移注意力。满足患者生理、心理及社会需求,帮助患者采取舒适卧位,为其创造清洁、优美的住院环境。转出监护室后,在病情允许、保证休息的情况下,鼓励其亲人、朋友多陪伴,减少孤独感。使患者受到正性影响,介绍康复出院的病例以克服悲观抑郁情绪,树立战胜疾病的信心。适当给予治疗性接触,当患者不适时,护士给予关心体贴,轻轻按一下额头,活动一下肢体,使患者感到亲切,得到安慰。

冠心病由于心肌缺血导致患者出现心悸、胸闷、胸痛、气急、乏力等症状,以及手术刺激患者出现焦虑、恐惧、抑郁等心理障碍。这些不良的心理刺激均使交感神经兴奋性增加,血浆儿茶酚胺水平升高,使血管持续收缩;同时,血浆皮质醇浓度升高,使心外膜血管对缩血管因素的敏感性升高,致冠状动脉缺血,交感神经兴奋还可使血压升高,心率加快,致心肌耗氧量增加;血小板聚集性增加,纤溶酶原激活剂的抑制性增加,抗凝血酶水平下降,从而激动冠状动脉狭窄部位的凝血等。以上诸多因素可促使患者发生急性事件,严重影响冠心病患者围术期的康复。在强调综合护理的同时加强心理护理,能充分调动患者的能动作用、预防突发事件发生及保证良好预后具有重要的医疗预防价值。护理人员设身处地为患者着想,对患者充满理解、尊重、关心、体贴,能让患者有一种信任感、安全感和希望感。术前对患者进行心理学干预,提高患者的认知能力,使患者在良好的心理状态下接受手术,减少了因情绪变化引起不良反应的发生。术后的心理护理干预,可控制患者的应激性情绪,克服患者消极的心理反应,增强患者战胜疾病的信心,提高患者对医护人员的依从性,起到药物无可取代的作用,使患者平稳、安全渡过围术期,获得令人满意的康复效果。

冠心病患者的心理障碍与其预后密切相关。因此,搭桥术术后的患者要保持心情开朗、乐观,与做过搭桥术的患者进行交流,有利于消除顾虑。同时家庭、朋友多给予开导、帮助,在医生指导下,定期复查,按时吃药,加强锻炼,开心生活。

9. 对冠状动脉搭桥术患者如何进行健康教育

(1)手术前健康教育

①建立良好的心理支持系统,守护、安慰患者,激励其说出心理感受,减轻患者的心理压力。

②详细解说手术的目的、意义、方法,使患者对疾病和手术有较全面的了解,并向患者介绍病区中心已经接受此

手术患者的治疗及治疗效果,以减轻其焦虑、恐惧心理。同时嘱患者绝对卧床休息,保持大便通畅。护送患者到导管室,患者避免用力,以降低组织代谢和心肌耗氧量,防止病情加重。

③做好各种术前准备,询问患者有无药物过敏史,做碘过敏试验和抗生素皮试。为患者双侧腹股沟和会阴部备皮时需注意保护患者的隐私,动作轻柔。迅速在左下肢建立静脉通道,以保证手术过程中准确及时给药。

(2)手术中健康教育:向患者介绍手术医生、手术室的环境和各种抢救器械,给患者以安全感。在手术过程中,尽量陪伴在患者身边,运用轻柔的语言与之交流,分散其注意力,使患者身心完全放松;经常询问患者有无不适,密切观察其心率、心律、血压的情况,及时发现病情变化。

(3)手术后健康教育

①术后密切监护,及时发现并发症,迅速处理。

②嘱患者卧床休息,24~48 小时后方可下床恢复轻微活动,7~10 天避免剧烈运动,咳嗽、用力排尿时压紧胸部刀口处,尿潴留者及时导尿,排便困难者给予缓泻药或低压灌肠,必要时手取大便,避免患者用力排便时腹压增加导致出血,并经常观察敷料有无渗血;切口处有无血肿。

③术后无恶心、呕吐,可多饮水,以补充血容量,促进造影剂的排泄;饮食应低盐、低脂,进食不可过饱,应少食多餐以免增加心脏负担;对于排便困难者,鼓励多吃水果、蜂蜜、蔬菜。

④术后肢体制动 6 小时,即不可立起、弯曲,可适当稍向上抬高 30°左右,减轻长时间卧床给患者带来的腰酸背痛等

不适。一旦病情稳定,就应鼓励患者下地活动,并每日做适当运动,以预防支架局部血栓形成。

⑤按时服用抗凝药物,阿司匹林300毫克,每日1次,服用1个月改为100毫克,每日1次;氯吡格雷75毫克,每日1次,服用9～12个月。指导患者了解用药的注意事项,定时复查凝血酶原时间。

⑥半年内每月复查1次,半年后每3～6个月复查1次,以便及时调整药物用量,及时发现并发症,及时处理。

⑦指导患者戒烟、酒,避免情绪紧张、激动,注意饮食,降低体重,积极控制高血糖、高血压及高脂血症等危险因素,减慢冠状动脉粥样硬化。

通过对急性心肌梗死施行急诊冠状动脉搭桥术患者实施系统的健康教育,可提高患者自我保护意识和能力及接受治疗护理的顺应性,降低并发症的发生频率,缩短平均住院天数,降低医疗费用,改善护患关系,减少医疗纠纷,提高患者对护士的满意率,使以患者为中心的整体护理理念得到充分体现,进一步提高整体护理质量。

10. 冠状动脉搭桥术后如何进行调养

(1)做好两件事:心脏血管搭桥手术后第一年是关键,因此需要注意两件事情。有可能堵塞或再次慢性狭窄,但这不会造成致命影响,最多是患者胸痛,可放支架,或再搭桥。需要服用阿司匹林和氯吡格雷1年。除搭桥本身以外,需要预防冠状动脉其他部位出现狭窄新问题,所以搭桥术后一定要注意长期预防。预防的措施包括长期服用降血脂药,保护血管内皮功能,延缓其他斑块的进展等。糖尿病患者要控制好血糖,应多吃蔬菜水果,控制主食,忌暴饮暴食,增加运动减轻体重,血糖就会得以控制;要控制高血压,最简单的方式就是要坚持吃药;不良的生活习惯一定要改变,如戒烟,酒尽量少喝一点儿,饭量要减,饮食要清淡,肉类越少越好,鸡蛋黄最好别吃,多吃淡水鱼,喝点牛奶,多吃蔬菜。经过多年的不懈努力,血管斑块会很稳定,也可获得一个长期健康的身体。

(2)术后1年都要随诊:不少患者认为做了心脏搭桥术就等于让心脏进了保险箱,万事大吉,一辈子也不用担心了。其实,搭桥术解决的只是一段血管的问题,并没有"断根"。所以,即使投了"保",但术后维护不好,保险也可能随时失效,因此定期投保才能保证最大收益。出院后患者需要定期回医院复诊,到术后随访门诊处或负责手术的医生处进行体格检查和必要的辅助检查。医生可以根据动脉是否通畅,决定是否调整药物用量与种类,以达到最佳的疗效。另外,手术后如果感觉到又出现类似术前的一些症状,不要忽视,应该尽快去医院检查。

出院后的 1 个月、3 个月、6 个月、9 个月、1 年是随诊的关键时间点。此外,超过 40 岁的患者,应坚持每年检测血脂、血压、肝肾功能、肺部 X 线、心电图。

(3)服用三类药,坚决不能少:搭桥手术仅仅解决了一小段血管的问题,而不是全部解决了其他冠状动脉粥样硬化问题。如果高血压、高血脂、高血糖等因素仍然存在,仍会对血管内壁造成损伤,就如同被淤泥阻塞的河道。因此,有高血压、高血脂、糖尿病的患者需要在搭桥术后坚持长期服药。

"坚决不能少"的三类药,即阿司匹林、氯吡格雷和他汀类。患者应尽早在服用阿司匹林的基础上使用氯吡格雷,通常需要持续使用至少 12 个月,以有效防止缺血事件发生。他汀类是降脂药,对患冠心病的患者而言,其作用不只在于降脂,更重要的是稳定斑块,延缓动脉粥样化进展。

(4)"视情况而定"的五类药:即 β 受体阻滞药、血管紧张素转化酶抑制药、血管紧张素 II 受体拮抗药、硝酸盐类药、非二氢吡啶类钙离子拮抗药。这些药主要是根据心脏的形态,冠状动脉痉挛等情况而具体应用的。

(5)下决心戒烟、少盐、治懒:吸烟喝酒、大吃大喝、久坐不动是很多冠心病患者的生活方式,如果做了搭桥术,这些坏习惯还不改,要不了多久,血管还会再堵。

①绝对戒烟。吸烟会加速血小板凝集,引起心肌缺血,可导致血管桥内膜再狭窄。一项国外研究资料显示,心脏搭桥手术后 30～50 岁的吸烟男性的冠心病复发率高出不吸烟者 3 倍。因此心脏搭桥术后,强烈建议冠心病患者戒烟。

②适量运动。发病后 2～3 个月,患者可以开始适当运动,但要注意循序渐进。运动前一定要征求医生意见,确定运动量和运动时间。相对安全的形式是散步(每次 20～30 分钟,每周 5 次),其他锻炼项目还有太极拳、健身操等,可根据具体情况选择。冬天活动时要注意保暖。脉搏超过 110～120 次/分钟,就应该立即停止运动。如果出现胸闷要立即含服硝酸甘油,并停止运动一段时间。

③改变饮食习惯。记住饮食"四忌":一忌多吃高脂肪、高胆固醇食物,如动物油、动物内脏等;二忌含糖食物;三忌

高盐食物,钠能增加血浆渗透压,造成体内水钠潴留,促使血压升高;四忌饮食过多过饱、暴饮暴食。

11. 为什么说冠状动脉搭桥重养在其后

冠心病患者施行搭桥术后并非一劳永逸,也并非"疾病治愈",仍应进行规范的药物治疗,以防冠状动脉桥发生堵塞或再狭窄。目前依然有不少冠心病患者因为这样那样的原因,过早停药或不规则用药,最终不得不承受病情复发或加重的后果。

(1)要保护好血管桥:冠状动脉搭桥术后,且有发生血栓的危险,故术后必须进行抗血小板治疗,以防血栓形成。尤其在术后早期,常需使用双重抗血小板治疗。推荐术后患者需每日服用阿司匹林162～325毫克,至少1个月,然后以每日75～162毫克的剂量无限期维持服用;同时每日服用氯吡格雷75毫克,至少8个月,最好1年。

(2)要预防新病变:对冠心病患者而言,施行搭桥术并非"已经治愈"。搭桥处理的仅仅是发生了严重狭窄的病变,并不能改变冠心病本质。若不积极干预,冠状动脉其他部位依然可以发生狭窄和堵塞,最后可导致心肌缺血或心肌梗死。为避免病变进展,患者应努力做到以下两点:一要调整生活方式,包括戒烟、合理饮食、适当运动、生活有规律、避免过度劳累或过度紧张等;二要积极治疗高血压、糖尿病与高脂血症等疾病,按时服药,定期检查。不少患者担心长期服药会有不良反应,应该说,使用这些药物确实有一定的不良反应,如阿司匹林可能导致或加重胃溃疡,他汀类降脂药可能导致肝损害等,但只要合理使用、定期监测,发生不良反应的几率是非常低的。

12. 糖尿病患者冠状动脉搭桥术后如何保养

在第十九届长城国际心脏病学会议上,糖尿病患者心脏搭桥手术术后血糖控制成为专家们讨论的热点。糖尿病患者搭桥术术后必须进行严格的血糖管理,血糖管理包含两个方面的内容:一是血糖异常的发现和评估;二是血糖异常的处理。对于冠心病患者,即使对已存在的病变进行了成功的搭桥治疗,血糖控制问题依然要引起足够的重视。

(1)合并糖尿病的冠心病患者搭桥手术面对许多难题:搭桥术对于缓解因冠状动脉严重狭窄造成的心肌缺血无疑是有积极的作用,在积极的药物治疗基础上,包括抗血小板凝集和降脂治疗,手术对于合并糖尿病的高危冠心病患者具有改善远期预后的作用。当然并发症相应有轻微升高,但总的效果是肯定的。

由于糖尿病患者冠状动脉病变常弥漫累及多支血管,且分支血管及末梢血管首先广泛受累,同时冠状动脉微循环也受到严重损伤。而搭桥手术仅对严重影响冠状动脉血流的病变进行治疗,却对其他病变无能为力。因此,即使对某个或某几个病变进行了成功的治疗,也不能解决全部问题。更何况在造影下那些看似不太严重的病变很快就会发展成严重的狭窄型病变或破裂造成急性血栓形成。因此到目前为止,尚无临床研究证实搭桥可以改善糖尿病患者冠状动脉搭桥术后的远期预后。

(2)糖尿病会给搭桥术预后造成复杂影响:相对于其他危险因素,糖尿病对搭桥术后冠心病患者的影响最为重要。研究显示,糖尿病是搭桥术术后心脏事件最重要的独立预测因子之一。由于病变弥漫,所以搭桥后对病变不可能全部被覆盖,因此边缘再狭窄的发生率明显高于非糖尿病患者。新生病变的形成是糖尿病患者搭桥术后远期心脏事件的重要原因之一。可以预见随着时间的延长,糖尿病患者新生病变的发生率将更加明显地高于非糖尿病患者。

此外,糖尿病的存在,易使那些已经存在狭窄但程度并不严重的冠状动脉病变变得不太稳定。病理组织学发现,血糖升高,更多的单核细胞会进入病变内部形成巨噬细胞,后者分泌基质金属蛋白酶,消化病变部位的纤维帽中的胶原纤维,易导致纤维帽变薄,使病变变得易于破裂,继发血栓形成。

还有,糖尿病患者普遍存在不同程度的肾功能损伤。搭桥术后部分患者因造影剂的毒性作用,肾功能进一步下降。

(3)搭桥术后的血糖管理刻不容缓:血糖异常在冠心病患者中广泛存在,应加以重视。欧洲心脏调查显示,冠心病患者约2/3合并有高血糖。另外,国外对急性心肌梗死患者进行追溯研究发现,这些患者中31%确诊为糖尿病,34%有餐后血糖受损。在我国心脏调查中发现,高达80%的冠心病患者群合并有高血糖。在这些人群中,部分患者术前即已确诊糖尿病,但更多的患者没有进行彻底的血糖评估,其中包括单纯性餐后高血糖和餐后血糖受损的患者。

参与搭桥术后血糖管理的人员应包括实施手术的三级甲等医院和患者经常就诊的社区、基层医院的医生和护士,以及患者本人及其家属。血糖管理的内容应包括定期、全面的血糖检查,以及控制血糖的各种措施,如饮食、运动和药物调节。

(4)搭桥术后血糖管理的内容:专家认为对于已经明确诊断的糖尿病患者,术后应尽量使血糖达标。糖尿病患者随病程的延长,血糖的控制越来越难,需要不断地调整降血糖药物的剂量。

术前无糖尿病史的患者应常规检查口服葡萄糖耐量试验,一旦发现其中 2 小时血糖≥11.1 毫摩/升,应诊断为新诊糖尿病,需要在治疗上和已确诊糖尿病患者维持相同治疗方法。术前无糖尿病史的患者,如葡萄糖耐量试验为餐后血糖受损患者,应建议患者增加运动,同时给予必要的药物以减少糖尿病的发生。此类患者应在术后每半年进行一次葡萄糖耐量试验检查,如发现患者发展成糖尿病应及时按糖尿病治疗方案积极治疗。

研究认为,即使葡萄糖耐量试验检查正常的患者仍应每年进行一次葡萄糖耐量试验检查,可及时发现血糖代谢异常。对因急性心肌梗死接受急诊搭桥治疗的患者,出院前应对其进行全面的血糖评估。因为此类患者入院时血糖水平往往由于急性疾病原因不能真实反映血糖的代谢情况。对于空腹血糖不高的糖尿病患者,要注意餐后的血糖,因餐后血糖更能影响此类患者的远期预后。

13. 高血压患者冠状动脉搭桥术后如何保养

根据现有证据,在冠心病搭桥术后,同时患有高血压的患者其血压均应严格控制在 140/90 毫米汞柱以下;同时患有糖尿病和肾病者的血压则应降至 130/80 毫米汞柱以下;老年人收缩压降至 150 毫米汞柱以下,如能耐受,还可以进一步降低。而 24 小时尿蛋白＞1 克者,血压应＜125/75 毫米汞柱。

(1)合理使用降压药:降压药物的使用原则是,采用较小的有效剂量以获得可能有的疗效而使不良反应最小,如有效而不满意,可逐步增加剂量以获得最佳疗效;为了有效地防止靶器官损害,要求每日 24 小时内血压稳定于目标范围内,如此可以防止从夜间较低血压到清晨血压突然升高而致猝死、脑卒中或心脏病发作。要达到此目的,最好使用每日一次给药而有持续 24 小时作用的药物。为使降压效果增大而不增加不良反应,用低剂量单药疗效不满意的可以采用两种或多种降压药物联合治疗。Ⅱ级以上高血压患者为达到目标血压,常需降压药联合治疗。

(2)服用降血脂药物:目前常用的是"他汀"类药物,可降低总胆固醇和低密度脂蛋白胆固醇。冠状动脉搭桥术后的所有患者应为调脂重点对象。血脂正常了,血压方可稳定。

(3)完全戒烟及限酒:吸烟是公认的心脑血管疾病发生的重要危险因素。资料表明,吸烟总量每增加 1 倍,急性心肌梗死发病危险就增加 4 倍。搭桥术后要完全戒烟,必要时需要使用可乐定戒烟。

(4)合理饮食

①减少钠盐的摄入。世界卫生组织建议每人每日食盐量不超过 6 克。限盐首先要减少烹调用盐及含盐高的调料,少食各种咸菜及盐腌食品。

②减少膳食脂肪。补充适量优质蛋白质,研究表明每周吃鱼 4 次以上与吃鱼最少的相比,冠心病发病率减少28%。建议改善动物性食物结构,减少含脂肪高的猪肉,增加含蛋白质较高而脂肪较少的禽类及鱼类,其中豆类最好。多吃蔬菜和水果。饮食应以素食为主,适当肉量最理想。

14. 冠状动脉搭桥术患者出院后应注意什么

(1)出院后 1 个月内动作要轻柔,行走要缓慢,避免动作过大。经下肢静脉手术者要避免频繁下蹲、久蹲、抬腿等挤压伤口的动作;经手臂桡动脉或肱动脉手术者要避免上肢过度弯曲、提重物等动作。

(2)要遵照医嘱按时服用抗凝、抗血小板、扩血管及降血脂药物,防止术后再狭窄的发生,并注意自我观察。如发现皮肤或胃肠道出血、疲乏无力等症状,应尽快去医院就诊。如接受其他治疗需要停用所服药物时,需与心脏科医生商议后决定。

(3)每 2～3 个月复查一次血压、血糖、血脂、血黏度,使指标能够保持在较好的水平。戒烟限酒、控制体重,减少冠状动脉其他部位出现新的狭窄。同时,建议患者出院后半年到医院复查冠状动脉造影,及时发现血管桥及其他冠状动脉血管的情况,一旦出现胸闷、胸痛,应及时到医院就诊以判别是否心绞痛复发;胸痛不能缓解者应急诊就医,尽快消除症状,以防止心肌梗死的发生。

(4)冠状动脉搭桥术后的患者,如心绞痛半年未复发,且能胜任日常工作,爬三、四层楼梯不出现胸闷、气促、心慌等症状,完全可以过性生活,但应逐步恢复,每周不宜超过2次。在疲劳、紧张、情绪太激动时不宜性交。性交时如心绞痛发作应立即停止,并舌下含服1片硝酸甘油药物。

(5)冠状动脉搭桥手术后,冠状动脉血流会得到极大的改善,很多患者心绞痛症状随即消失。但此种情况只有医生心里明白,这只不过是缓解了症状,并不等于治愈了,要想不发生意外情况,应注意以下5个方面的问题。

①术后急性或亚急性血管桥堵塞或血栓形成,则相当于再一次发生心肌梗死,风险性极大。所以,患者出院后一定要按医嘱口服抗血小板药物;同时一旦再发心绞痛,一定要及时与主治医生联系,立即采取治疗措施。

②患者出院后,仍要自行严密监测血压、心率、尿量,尤其对于极低心功能患者,须认真对照其基础血压、心率和不适症状,一旦出现胸痛或胸闷症状,应立即急诊救治。

③要注意患者发生心理障碍或抑郁等,要保持开朗、乐观的情绪。

④搭桥手术并不是治愈手段,只是缓解缺血、缓解心绞痛的一种手段,其实全身动脉血管粥样硬化的进程并没有改变。如果说这次这根血管的狭窄扩张开了,但可能紧接

着又发生粥样硬化狭窄了,或者说另一根血管又狭窄了,又得给予治疗。所以说,生活习惯的改变是十分重要的。否则,这边吃着药,那边又胡吃海喝,早晚还得再搭桥治疗;为了彻底告别冠心病,那就必须做到:积极参加康复锻炼、节制饮食、基本的药物治疗等。如遵医嘱积极参加康复锻炼,那患者就可以告别高血脂、肥胖,甚至可以减少或停止服药治疗。

15. 冠状动脉搭桥术患者出院后为什么要进行适度运动

为维护搭桥的血管不出现再堵塞、冠状动脉不再发生新病变,坚持健康的生活方式,其中重要一条就是坚持规律的运动。

(1)运动的时间和方式:搭桥本身对活动没有任何影响,一般搭桥术后2～3周就可恢复正常运动。选择较缓慢、柔和的运动,如步行、慢跑、慢速游泳、太极拳等有氧运动。

(2)运动时的注意事项:运动量应适当,根据自己的心脏状况来决定,运动结束后以不感到疲劳为好,不要刻意、死板的按书上要求的心率目标和时间来锻炼,勉强坚持只能增加心脏负担,使心脏功能恶化或者诱发心绞痛。运动要量力而行,循序渐进,长久坚持。不要晨练,宜在下午或傍晚进行,避开心脑血管病好发作的高峰时间。运动前不要吃得太饱,饭后不要马上运动,以免引起冠状动脉供血不足。环境温度不可过热或过冷,以免诱发心绞痛。合理安排工作,无心肌梗死者在搭桥术后2～3周后即可恢复正常活动;有心肌梗死者搭桥术后1个月可以恢复轻便工作,要看自己的体能、工作强度和压力等综合因素。需要时调换到体力活动不太重的工作岗位。有一些工种不再适合,应该调换岗位,如高空作业、重体力劳动和强刺激高度紧张的职业等;工作一定要量力而行,一旦出现身体不适应及时停止。

16. 冠状动脉支架及搭桥术治疗出院后如何进行康复保健

王长来教授指出:在我们身边有不少冠心病患者,有的已接受了介入治疗置入支架,有的接受了冠状动脉搭桥治疗,但经过这些先进的治疗后,冠心病并非可以得到根治,必须努力做好预防再狭窄的工作,"预防为主"是我们一贯的工作方针,作为医疗工作者有责任,也有义务指导患者积极减少易患因素、积极进行康复锻炼,从而实现心脏病的二级预防。

(1)冠状动脉支架及搭桥术后的康复保健目标:世界卫生组织把心脏康复定义为"要求保证使心脏病患者获得最佳的体力、精神及社会状况的活动总和,从而使患者通过自己的努力能在社会上重新恢复尽可能正常的位置,并能自主生活"。这是一个多学科的综合性医学保健模式,需要心血管内科、外科、理疗科、营养科等多科室的合作,它涵盖了药物学、营养学、运动医学、心理学等多学科,目的是减少患者的心脏突发事件死亡率、心绞痛的复发率、再住院率及由于支架或冠状动脉桥再狭窄而再次手术的发生率,其最终目标是提高患者生活质量;同时,我国正处于医疗卫生系统改革时期,这一康复保健工作亦有助于缩短住院天数,减低医疗费用,提高医护工作效率。

(2)冠心病十大易患因素及控制

①冠心病的十大易患因素。吸烟;高血压;高血脂;肥胖;糖尿病;缺乏运动;精神压力;家族史*;性别*;年龄*(带"*"的三项为无法改变因素)。

②如何控制冠心病的易患因素

●吸烟。吸烟易引起血管痉挛,血液黏滞,所以吸烟的冠心病患者首先要做到的就是戒烟。

●高血压。高血压是破坏血管壁的罪魁祸首,常引起斑块破裂、血栓形成。冠心病患者在低盐饮食的基础上,要坚持服用降压药,坚持有规律的锻炼,定期监测血压,按照目前最新的指南规定,血压应控制在 130/80 毫米汞柱以下。

●高血脂。血脂,尤其是低密度脂蛋白胆固醇在血管内皮下的沉积,是血管内斑块形成的基础。对于冠心病患者的血脂控制,应达到如下标准:胆固醇<6.8 毫摩/升;三酰甘油<1.7 毫摩/升;高密度脂蛋白胆固醇>1 毫摩/升;低密度脂蛋白胆固醇<3.12 毫摩/升。高脂血症患者对饮食的控制必须十分严格,减少饱和脂肪酸的摄入,可以随意进食的食物包括谷物,尤其是粗粮、豆类;蔬菜,尤其是葱头、大蒜等;菌藻类,如香菇、木耳。可以适当进食的食物包括瘦肉,家禽类要去皮食用;鱼类,包括多数河鱼和海鱼;奶类,应饮用低脂牛奶、羊奶等;鸡蛋,每周 2~3 个,高胆固醇血症者应尽量少吃蛋黄。忌用的食物包括动物脂肪、动物内脏、软体类及贝壳类动物等。专家建议心脏病患者在日

常饮食中应做到"三多三少"。总的饮食原则是低盐、低脂，以清淡饮食为主，控制油腻荤食。

"三多"，即多吃新鲜蔬菜水果、粗粮、糙米等；多吃豆制品；多吃不饱和脂肪酸（鱼类、植物油等）。

"三少"，即少脂、少食、少盐。少脂即少吃肥肉、动物内脏等高脂肪类食物，避免引起肥胖、高血脂等危险因素；少食即每日应控制总热量，达到或维持合适体重，少食多餐，以免加重胃肠负担而引发心脏病；少盐即每日盐摄入量＜6克，少食或不食腌制食品，避免加重心脏负担。

●肥胖。判断自己是否肥胖可以计算体重指数，体重指数＝体重（千克）÷身高（米）^{2}。体重指数应控制在 25 以下，超过标准体重 20％时心脏病发病的危险性增加 1 倍，体重迅速增加者尤其如此。对于肥胖的治疗我们提倡饮食控制加运动，除了上面所述的低脂饮食，还要增加运动，减肥的速度宜控制在每个月 1～2 千克，最快不要超过每周 0.5 千克。检测减肥是否有效的方法是量腰围（男性＜90 厘米，女性＜85 厘米），称体重并不是最好的衡量方法，如果希望监测体重，可以每周 1 次。

●糖尿病。糖尿病可引起血管损害，导致动脉硬化，糖尿病患者的冠心病发病率是非糖尿病患者的 2 倍，控制饮食、坚持治疗、坚持运动，维持血糖在正常水平对冠心病患者非常重要。

●精神压力。冠心病的发病率在脑力劳动者中大于体力劳动者，生活节奏紧张，经常有急迫感的工作者易患冠心病。精神压力会引起血压升高，心率增快，血管收缩，甚至凝血加强，对冠心病患者十分有害，所以冠心病患者应该保持心情愉快,学习并运用一些压力疏解方法,如园艺、钓鱼、瑜伽等。

●缺乏运动。近年来发现,运动减少也可导致冠心病的发生。的确,现代社会人们往往会忽视运动的好处,其实运动可以改善心肺功能,有助于坚强骨骼,有助于缓解精神压力,可以改善睡眠,还有助于进一步控制血压。应尽量选择有氧运动,如散步、爬山、园艺、骑自行车、游泳、家务。避免无氧运动,如短跑、举重、用力大便。运动的强度可以从50%最大工作当量渐增至65%～70%最大工作当量或运动后心率达到(220－年龄)×80%。运动的频度掌握要本着不求长,不求强,但求有规律的原则,每周5次可增加身体舒适度,每周3次可维持身体舒适度。

17. 搭桥术后除必须长期服用的血小板解聚药、抗凝药外,还服用其他药物吗

冠状动脉搭桥术后的患者,在医生指导下长期服用抗凝、抗血栓、抗再狭窄的药物,以保证术后的疗效长期性。为了预防桥内再狭窄和防止冠状动脉粥样硬化的进展,在此基础上还可以辅助用一些中药类的抗凝药及活血化瘀药,以提高术后的疗效,同时也可对其他冠状动脉病变血管进行干预。

(1)复方丹参片

主要成分:丹参450克,三七141克,冰片8克。

功效主治:活血化瘀,理气止痛。用于气滞血瘀所致的胸痹,症见胸闷、心前区刺痛;冠心病心绞痛见上述症候者。

药理作用:复方丹参片具有扩张冠状动脉,增加冠状动

脉血流量,减慢心率,改善心肌缺氧之功效;可改善心脑血管急性症状和心电图缺血性的改变;可抑制血小板凝集,抑制血小板的释放反应,降低血黏度,降低血脂。

不良反应:有一些比较少见的不良反应,如可致显著窦性心动过缓、肺结核咯血和血小板减少等。复方丹参片除对个别患者有胃肠不适和作呕外,未发现有肝、肾功能损害等不良反应。

禁忌证:孕妇慎用。

用法用量:口服,每次3片,每日3次。

(2)复方三维亚油酸胶丸 I

主要成分:本品为复方制剂,每粒含亚油酸0.35克,维生素 B_6 2毫克,维生素 C 25毫克,维生素 E 1.67毫克,肌醇10毫克,大豆磷脂24毫克,甲基橙皮苷10毫克。

药理作用

●亚油酸。亚油酸是人体不能合成,或是合成的量远不能满足需要的脂肪酸,叫作必需脂肪酸。亚油酸多烯为不饱和脂肪酸,能与胆固醇结合成酯,并可能促使其降解为胆酸而排泄,具有降低血胆固醇的作用,亦降低三酰甘油、低密度脂蛋白和极低密度脂蛋白的含量,使高密度脂蛋白含量增加。研究发现,胆固醇必须与亚油酸结合后,才能在体内进行正常的运转和代谢。如果缺乏亚油酸,胆固醇就会与一些饱和脂肪酸结合,发生代谢障碍,在血管壁上沉积下来,逐步形成动脉粥样硬化,引发心脑血管疾病。亚油酸具有降低血脂、软化血管、降低血压、促进微循环的作用,可预防或减少心血管病的发病率,特别是对高血压、高血脂、心绞痛、冠心病、动脉粥样硬化、老年性肥胖症等的防治极为有利,能起到防止人体血清胆固醇在血管壁的沉积,有"血管清道夫"的美誉,具有防治动脉粥样硬化及心血管疾病的保健效果。

●维生素 B_6。维生素 B_6 在红细胞内转化为磷酸吡哆醛,作为辅酶对蛋白质、糖类、脂类的各种代谢功能起作用。维生素 B_6 还参与色氨酸转化成烟酸或 5-羟色胺。

●维生素 C。促进骨胶原的生物合成,利于组织创伤的更快愈合;促进氨基酸中酪氨酸和色氨酸的代谢,延长机体寿命;改善铁、钙和叶酸的利用;改善脂肪和类脂特别是胆固醇的代谢,预防心血管病;促进牙齿和骨骼的生长,防止关节痛、腰腿痛;增强机体对外界环境的抗应激能力和免疫力;水溶性强抗氧化剂,主要作用在体内水溶液中;坚固结缔组织;促进胶原蛋白的合成,防止牙龈出血。

●维生素 E。维生素 E 是一种基本营养素,属于抗氧化剂,可结合饮食中的硒,防止膜及其他细胞结构的多价不饱和脂肪酸,使免受自由基损伤;保护红细胞免于溶血,保护神经与肌肉免受氧自由基损伤,维持神经、肌肉的正常发育与功能。亦可能为某些酶系统的辅助因子。本品参与体内一些代谢反应,能对抗自由基的过氧化作用而延缓衰老。

●肌醇。温和的周围血管扩张剂,具有降脂作用。其血管扩张作用较烟酸缓和且持久,没有服用烟酸后的潮红和胃部不适等不良反应。本品可选择性地使病变部位和受寒冷刺激敏感部位的血管扩张,而对正常血管的扩张作用则较弱。此外并有溶解血栓、抗凝、抗脂肪肝、降低毛细血管脆性等作用。

●大豆磷脂。磷脂是构成细胞生物膜(细胞膜、核膜、线粒体膜)脂双层的基本骨架,也是构成各种脂蛋白的主要组成成分,因此磷脂是身体所必需的,俗称必需磷脂。大豆磷脂在体内能以完整的分子形式与受损的肝细胞膜结合,修复受损的肝细胞膜,促进肝细胞再生。磷脂参与脂肪和胆固醇的运输。血浆中磷脂过低,则胆固醇/卵磷脂比值增大,出现胆固醇沉积引起动脉粥样硬化,故磷脂有抗高胆固醇血症的作用,对治疗高血脂、动脉硬化具有显著的功效。对神经系统的作用机制:磷脂是组成大脑和神经细胞必不可少的成分。研究表明,经常服用大豆磷脂能改善人体神经化学功能和大脑功能,减缓脑细胞的退化与死亡,增强体质和记忆力。同时磷脂具有使神经细胞内部结构生长旺盛的作用,因此磷脂可适用于改善神经衰弱和减轻神经紊乱症状。

●甲基橙皮苷。本品为水溶性多种二氢黄酮型甲基橙皮苷的混合物,具有维生素 P 样的效能,可增强维生素 C 的作用,并有较强的抗病毒和抗菌作用。具有维持血管正常通透性,提高毛细血管抵抗力,增强毛细血管的弹性与韧性,防止和治疗毛细血管出血、牙龈出血,以及手术前或手术后的出血预防和治疗。用于动脉粥样硬化的辅助治疗和预防。每次 1 粒,每日 3 次,饭后服用。

(3)中药针剂类:心血管病组方注射液不仅可活血化瘀,也可以抗凝降脂;不但可以治疗冠心病,而且还可以预防冠心病的发作。此类方剂在治疗和预防心血管疾病方面确有很好的疗效,在临床上常用。

18. 冠状动脉搭桥术后应该如何控制饮食

冠心病患者搭桥术后,合理饮食尤为重要。在选择食物时,应选择脂肪和胆固醇含量较低,而含维生素、食物纤维、有益的无机盐和微量元素较多的,并有降脂、抗凝的食物,具体可以从以下几类食物中选择。

(1)可以随意进食的食物:各种谷类,尤其是粗粮如小米、玉米等;豆制品,如豆腐、豆浆等;蔬菜,如洋葱、大蒜、金花菜、绿豆芽、扁豆等;菌藻类,如香菇、木耳、海带、紫菜等。各种瓜类、水果及茶叶。

(2)适当进食的食物:瘦肉,如牛肉、猪瘦肉等;鱼类,以淡水鱼为主;植物油,包括豆油、玉米油、香油、花生油;奶类,包括去脂乳及其制品;鸡蛋,包括蛋清,全蛋(每周2~3个)。

(3)少食或忌食食物:动物脂肪,如猪油、黄油、羊油、鸡油、肥肉等;动物内脏、脑、骨髓等。忌贝壳类及糖、烟、酒、巧克力等。

19. 冠状动脉搭桥术后患者如何加强心理的自我调整

冠心病大多与人的性格心理活动有很大关系,所以在我们生活当中要注意心理的调整,搭桥术后患者应从以下4个方面去治疗及防止冠状动脉再狭窄。

(1)遇事心平气和:冠心病患者往往脾气急躁,故易生气和得罪别人。必须经常提醒自己遇事要心平气和,增加耐性。

(2)要宽以待人:宽恕别人不仅能给自己带来平静和安宁,有益于冠心病的康复,而且能赢得友谊,保持人际间的融洽。所以人们把宽恕称作"精神补品和心理健康不可缺少的维生素"。

(3)遇事要想得开,放得下:过于精细、求全责备常常导致自身孤立,而这种孤立的心理状态会产生精神压力,有损心脏。冠心病患者对子女、金钱、名誉、地位及疾病都要坦然、淡化。

(4)掌握一套身体锻炼和心理调节的方法:如自我放松训练,通过呼吸放松、意念放松、身体放松或通过气功、太极拳等活动,增强自身康复能力。

20. 冠状动脉搭桥术后为什么要控制"三高"

现代医学研究发现,动脉硬化是心脑血管疾病的病理基础。动脉硬化形成及发展的三个最主要因素是:高血脂、高血压、高血糖(医学称为三高症)。稳定"三高"即可有效防控动脉粥样硬化发生的可能,从而也就大大减少心脑血管疾病的发病率和死亡率。在这三个因素中,高血脂首当其冲为主要因素,所以不管从治疗或生活饮食上都要从调节血脂入手,高血脂降下来了,血压也就平稳了,动脉硬化也减轻了。那么为什么防控"三高"要从降血脂开始呢?

(1)高血脂会引起人体内分泌紊乱,从而导致高血糖;

降血脂首先可以避免和辅助控制高血糖的发生和发展,对糖尿病伴冠心病患者尤为重要。

(2)随着血脂的降低,致血液黏稠度减小、血流阻力减小,可使血液能够正常运行,从而起到辅助降低血压的作用。

(3)高血脂还能降低高血压药的敏感性,增加降压治疗的难度,因此治疗高血压的同时应降血脂。

(4)高血脂和高血压是导致动脉粥样硬化所致冠心病的两个最主要的因素之一,降血脂可以大大降低高血压患者发生动脉粥样硬化的可能。冠状动脉搭桥术后的患者,一定要遵照医嘱服用降血脂和抗血小板聚集药,目的是控制"三高",以预防其他部位冠状动脉狭窄的发生。

21. 冠心病患者搭桥术后为什么不能暴饮暴食

饥饿、饱餐可诱发冠心病的急性发作。据不完全统计,半数以上的猝死是饱餐引起的,部分冠心病的急性发作是由饱餐后发生的。因此,冠状动脉搭桥术的患者不宜暴饮暴食,其主要原因如下。

(1)冠状动脉搭桥术后患者的心脏功能虽然恢复,但冠状动脉粥样硬化并没有完全消除,胃肠道的血管极其丰富,饱餐后因消化与吸收的需要,心脏必须输出大量血液供给胃肠,这就加重了心脏的负担。

(2)饱餐后,为了充分地消化、吸收,血液大量向胃肠道分流,造成血液在体内的重新分配,心脏供血相对减少,外周血压就下降,造成冠状动脉供血不足,可加重原有的心肌梗死,或诱发新的心肌梗死。

(3)饱餐之后,食物中的脂肪被吸收进入血液循环,这样就使血液的黏稠度增加,进而加重或诱发心肌梗死。

(4)饱餐之后,胃的体积增大,腹腔压力增高,膈肌上升,胸腔负压下降,心脏回流的血液减少;同时挤压心脏,易出现心绞痛。

(5)过度饥饿会导致患者心慌、头晕、无力等低血糖反应,同样有可能诱发心绞痛,甚至急性心肌梗死。

以上这些因素,均使心肌缺血、缺氧加重,易发生心律失常,心律失常又会使心肌缺血、缺氧加重,形成恶性循环。同时,心律失常本身也是心脏病猝死的常见原因。

暴饮暴食是众所周知的一种不良饮食习惯,对冠状动脉搭桥患者更是潜在的威胁。古人早就提出"饮食有节",这无论在防病治病,还是在养生保健方面,都是十分重要的。国内、国外的现代科学研究成果证实,长期采用"节制饮食"的方法来降低血压或控制冠心病发展,不仅具有较好的效果,对于人们的日常生活来说也是切实可行的。冠状动脉搭桥患者应坚持"按时进餐、清淡为主、七八分饱、饭后散步"的原则,这对预防急性心肌梗死及搭桥术后的保养很有必要。

22. 冠状动脉搭桥术后患者选择哪种睡觉姿势好

睡眠姿势通常有仰睡、右侧睡、左侧睡及俯睡几种。睡觉的姿势千姿百态,每种姿势都有优点,也有缺点,到底哪种睡觉姿势好,下面给予介绍。

(1)仰卧:约有 60%的人选择仰卧睡姿,这也是医生推荐的最佳大众睡姿。优点:不压迫身体脏腑器官。缺点:容易导致舌根下坠,阻塞呼吸。打鼾和有呼吸道疾病的人不宜仰卧。

(2)俯卧:5%的人选择俯卧,趴着睡觉。优点:医生指出,采用这种睡姿的人睡觉时会感到安全,也有助于口腔异物的排出;同时对腰椎有毛病的人有好处。缺点:压迫心脏和肺部,影响呼吸。患有心脏病、高血压、脑血栓的人不宜选择俯卧。

(3)左侧卧:医生认为,这种睡姿容易让人在睡觉时翻来覆去,产生不稳定的睡眠。而且由于人体心脏位于身体左侧,左侧卧会压迫心脏,所以是一种很不健康的睡姿。对于患有胃病、急性肝病、胆结石的患者不宜采用左侧卧。

(4)右侧卧:有 25%的人在睡觉时会朝向右侧。优点:不会压迫心脏,睡眠有稳定感。缺点:影响右侧肺部运动。不适合肺气肿的患者

以上 4 种睡姿各有优缺点,患者可以根据自己的身体状况,选择相应的睡姿。

冠心病及冠状动脉搭桥术后患者最好不要俯睡。俯睡时胸部受到压迫,呼吸困难,人体吸入的氧气相对减少,不利于新陈代谢;同时心脏受压,心搏阻力加大,血液循环受到影响。向左侧睡时压迫胃及心脏,对患有心脏病的人尤为不利。正常的睡眠姿势应该是仰卧睡,或向右侧睡。一些血液循环差、防寒功能弱、睡觉时怕冷的人,把身体稍微弯曲向右侧睡也很适宜,这样可使全身肌肉得到最大程度

的松弛,又不致压迫心脏,使心、肝、肺、胃、肠处于自然位置,还可帮助胃中食物向十二指肠输送。

重度心绞痛患者,或冠心病心功能不全的患者,或冠状动脉搭桥术后患者,为减轻心脏负担,应该选用头高脚低位,将头部和胸部垫高,这样可以减轻流回到心脏的血液,而减少心脏的负担,因此对病情有益。

23. 心律失常、房颤多年能做搭桥术治疗吗

心律失常、房颤,不是冠状动脉搭桥术的适应证,可采用心导管"射频消融"介入术治疗。持久房颤可使心功能减退,或使原有心脏病者发生心力衰竭,还可使心房内血栓形成,如发生栓子脱落即可造成心、脑、肾或其他脏器的血栓栓塞并导致严重后果。房颤的治疗手段以往主要有药物和外科手术。外科治疗创伤和风险大,现在临床上已经基本不用。现在房颤的治疗主要是用药物,药物治疗的缺陷是药物相关的不良反应大且效果有限,因此通过微创介入的方法进行导管射频消融治疗已经成为目前最具前景的治疗手段之一,它可阻断异常节律的传导路径,摧毁引起房颤发作的病灶以纠正房颤。

24. 冠状动脉搭桥术后又出现心肌缺血怎么办

根据现在的情形来看,已做了一次搭桥手术,又出现心肌缺血表现,那就需要做一次冠状动脉造影检查。看是否搭的桥有堵塞或狭窄,如血管桥堵塞或狭窄,可放支架治

疗;看其他冠状动脉血管有无狭窄,如有狭窄,可放支架治疗。再者,如冠状动脉血管狭窄程度较轻,亦可药物保守治疗。

25. 冠状动脉搭桥术后遇到特殊情况时应该怎么办

(1)心绞痛急性发作:冠状动脉搭桥术后如有心绞痛急性发作时,要保持镇静,停止一切活动,就地休息。此时应立即舌下含服硝酸甘油 1 片或速效救心丸 10 粒;如效果欠佳,心绞痛未能缓解,应每隔 5 分钟再含服 1 次。如舌下含服硝酸甘油或速效救心丸连用 3 次仍无效时,则提示有可能发生了急性心肌梗死,应马上拨打"120"或"999"电话,尽快去医院。如自行服药缓解,患者也应尽快去医院复查冠状动脉造影。如心绞痛发作症状与术前相似,应考虑桥内有堵塞或再狭窄的可能。如症状与术前不同,可能有新发冠状动脉病变。

(2)重要事情:在遇到重要事情前,患者经常会因为精神紧张而导致血压升高,心率加快。为避免由此引发的心绞痛,患者可在重要事情前根据当时的血压和心率情况加服硝酸异山梨酯 2~4 片,美托洛尔 0.5~1 片。如仍有心绞痛发作,应就地休息,立即舌下含服硝酸甘油或速效救心丸;如服药后可迅速缓解,可办完事后再就医,复查冠状动脉造影。如发作症状比以往剧烈,伴大汗、心慌等症状,应停止一切活动,迅速就医。

(3)外出旅游:冠状动脉搭桥术后患者应自备急救的药

盒（硝酸甘油、速效救心丸等）和日常的口服药，尤其是搭桥术后服用的阿司匹林和氯吡格雷千万不能忘记。外出旅游饮食起居经常不规律，但一定要按时服药。有心绞痛发作时如口含药物不能缓解，应立刻前往当地最近的医院就医，途中可每 5 分钟含服 1 片硝酸甘油。自测脉搏较快（＞70次/分钟），可口服或嚼碎含服美托洛尔 1 片。心绞痛急性发作后如药物控制良好，可回家后就近住院，复查冠状动脉造影。如心绞痛频繁发作，或发作急性心肌梗死，应立即前往最近的有条件的医院积极控制病情，避免回家途中可能发生的危险。

（4）性生活：性生活对体力的消耗很大，冠状动脉搭桥术后如血管桥没有异常，应不会影响正常的夫妻生活。但患者应根据自身条件酌情进行，如患者担心会诱发心绞痛，可事先服用硝酸异山梨酯或美托洛尔，对预防心绞痛的发作会有良效。

（5）感冒、发热、腹泻：目前冠状动脉搭桥术后服用的药物与抗感冒药、退热药和治疗腹泻的药物一般没有冲突。但患者感冒、发热和腹泻时，血容量往往不足，患者应根据当时血压情况减少或停用降压药物，以免造成血压过度降低。但美托洛尔、阿替洛尔等 β 受体阻滞药尽量不要停用。

（6）其他检查：冠状动脉搭桥术后一般不影响检查，但在检查前，患者应告知医生自己为搭桥术后，正在服用阿司匹林、氯吡格雷、他汀类等药物。

（7）接受其他手术：冠心病患者在接受其他手术前应告知手术医生自己的既往病史，以便术者权衡利弊。一般的外科手术前都应停用阿司匹林和氯吡格雷等抗凝药物，以免术中大出血。但患者如果是搭桥术 1 年内,停用上述药物会诱发支架内血栓,造成急性心肌梗死,威胁患者生命。所以,搭桥术后患者尽量不要在这段时间内行外科手术;如必须手术,可在住院严密监护下,遵医嘱停用阿司匹林和氯吡格雷 5～7 天,同时应用低分子肝素皮下注射,但仍有发生心肌梗死的可能。

(8)外伤:外伤经常会因为疼痛和紧张等因素诱发心绞痛,治疗药物和急性发作时一样,但外伤因失血等原因,可能会使血压降低,所以含服硝酸甘油应酌情减量。外伤时最常遇到的问题是出血,如为体表局部出血,可压迫止血,不要停用阿司匹林和氯吡格雷等抗凝药物。但如果怀疑有内脏出血或颅内出血,必需停用阿司匹林和氯吡格雷,并尽快入院,在严密观察下治疗。

26. 冠状动脉搭桥术后患者何时可以工作

(1)无心肌梗死者搭桥术后 3～4 周后即可恢复正常工作。

(2)有心肌梗死者搭桥术后 3 个月可恢复轻便工作,但要看自己的体能、工作强度和压力等综合因素。需要时调换到体力活动不太重的工作岗位。

(3)若是从事特殊行业,如高空作业、飞行员、驾驶员、重体力劳动和强刺激高度紧张的职业等,一定要量力而行,一旦出现身体不适,应及时停止。

(4)术后若有心绞痛急性发作时,要保持镇静,停止一切活动,就地休息。日常应自备急救药盒(硝酸甘油、速效救心丸等)和常用口服药,掌握用药原则,尤其是搭桥术后服用的阿司匹林和氯吡格雷。

27. 冠心病做搭桥术后复发时能做支架置入术吗

行冠状动脉使搭桥术后的患者如复发时能否做支架置入治疗,原则上以下两种情况可以施行冠状动脉支架术治疗的。一种情况是搭桥术后,血管桥发生堵塞或再狭窄时,可对血管桥施行支架治疗,使血管桥再通畅,恢复血流;另一种情况是搭桥术后又发生心绞痛、心肌梗死,冠状动脉造影发现其他冠状动脉有新的堵塞或狭窄时,可施行支架置入治疗。

28. 冠状动脉搭桥术患者出院后自己如何判断有再狭窄

冠状动脉患者搭桥术后如何及时发现再狭窄,是关系到患者自己安危的大问题。

(1)患者是否按医嘱服用有关药物,如出现胸部不适、疼痛难忍,与搭桥术前症状基本一样时,应考虑有再狭窄发生的可能,应立即到医院去就诊检查。

(2)选择性冠状动脉造影:目前仍然是冠状动脉搭桥术后随访的准确定量评价冠状动脉管腔的"金标准"。但冠状动脉造影、血管内超声属于有创性检查,患者难以接受。因此,磁共振冠状动脉血管成像、电子束 CT、多排螺旋 CT 血管成像等无创性检查成为研究的热点。

（3）磁共振冠状动脉血管成像是近年发展起来的无创检查，最大优势是无创，无放射损伤，不需造影剂，一次检查即可完成心功能、心肌灌注和活性评估，可显示冠状动脉解剖及主干近段的狭窄。但影像质量易受呼吸、心搏、金属影响，扫描时间较长，应用受到一定限制。

（4）电子束 CT 扫描速度高，可以定位支架，无创评估冠状动脉搭桥血管内的开通情况，准确率达 90% 以上；并可准确定量分析冠状动脉钙化情况。但设备昂贵，普及困难。

（5）目前 64 排 CT 影像质量很高，可显示冠状动脉狭窄病变，其敏感性和特异性均在 90% 以上，可以准确显示冠状动脉血管桥的形态、位置及有无中、重度再狭窄和再狭窄的部位，成为冠状动脉狭窄性疾病的筛查及冠状动脉搭桥术后随访的重要手段。

29. 冠状动脉搭桥术后心电图是否可以恢复正常

（1）心肌梗死患者：做冠状动脉搭桥后，搭桥只是把相关的血管开通，使原来的供血状况得到改善，并不能使已经坏死的心肌恢复正常。故原来有过心肌梗死的患者，搭桥治疗后心电图是不会有大的改变的。

（2）心绞痛型（缺血性）：搭桥术后，相关的血管开通，心肌血流灌注增加，心电图可有不同程度的改善或正常。

贾邢倩、王凤秀、马伟观察 40 例冠状动脉搭桥术术前及术后 1～6 个月不同阶段 12 导联心电图变化。结果 6 例出现 QRS 波群电压降低，3 例患者异常 Q 波增深，18 例出

现明显 ST-T 改变。心律失常发生率较低。结论:冠状动脉
搭桥术可因手术创伤、再灌注损伤及患者基础病变的心肌
损害,致术后早期出现上述心电图变化所产生的心电向量
相对增大。位于心肌坏死部位的电极在心室除极时记录到
的初始向量指向坏死部位相反的方向,常规心电图上就表
现为异常 Q 波。冠状动脉搭桥术可由于手术创伤、心肌细
胞能量耗竭、组织及细胞水肿致使心肌内微血管无灌注现
象,心肌缺血一过性加重,Q 波加深增宽。冠状动脉搭桥术
使病变的冠状动脉血流得以改善,狭窄远端血流灌注增加,
缺血的心肌能量代谢逐渐恢复正常,存活的缺血心肌细胞
的电活动恢复,异常 Q 波可减小变窄。ST-T 异常改变:有
18 例出现 ST-T 异常改变,表现为 ST 段下移或在以前基础
上再下移 0.1~0.15 毫伏。其中有 6 例除 ST 改变外,主要
以 T 波倒置为主,倒置 T 深达 0.7 毫伏。经 3~6 个月随
访,大部分 ST-T 基本趋向正常,但有 3 例陈旧心肌梗死者 3~6
个月随访时,ST-T 改变仍有波动。冠状动脉搭桥术后其
ST-T 改变机制可能为血流再灌注时细胞内 pH 值梯度增
加,氧自由基大量产生及细胞内超载,以上因素均可损伤细
胞而致心电图改变。

30. 冠状动脉搭桥术后还能安装心脏起搏器吗

专家指出:无论是否做过冠状动脉搭桥术,Ⅲ度房室传
导阻滞伴晕厥是安装心脏起搏器的绝对指征。Ⅲ度房室传
导阻滞发生后,心房与心室间的电流通讯完全中断,若阻滞

部位靠近心房,则自身心跳可达 50 次/分,若阻滞部位偏近心室,则自身心跳仅 40 次/分。如此缓慢的心跳,心脏每分钟搏出的血量供不应求,骨骼肌会因缺血而乏力,心肌会因缺血而发生心绞痛,脑缺血则发生晕厥,所以患者必须安装起搏器,以保证心脏的跳动频率来满足日常生活的需要。

31. 冠状动脉搭桥术后能过性生活吗

冠心病搭桥术后多久可以过性生活,要看患者的病情和恢复情况而定,理论上在 3 个月内应限制活动量。随着身体、心功能的恢复,适度合理、循序渐进地运动,可增进身心健康,提高心肌和运动肌肉的效率,减少心肌耗氧量,促进冠状动脉侧支循环形成。运动量以不引起气喘、心悸、头晕等为指标,还应注意定期复查。只要适度,冠状动脉搭桥术后对正常性生活一般没有影响,但须长期坚持服抗凝等药治疗。以下几个问题一定要注意。

(1)与主治医生沟通,术后多久可以过性生活。
(2)在身体恢复良好的同时,控制性生活频率。
(3)性生活中患者要注意体位、速度、疲劳度。
(4)性生活时如出现心慌、心前区疼痛等症状,应立即停止。

32. 冠状动脉搭桥术后女性患者能生育吗

年轻的女性冠心病患者行搭桥术后,如心脏功能恢复良好,一般在术后 1 年就可以结婚,并过上正常的性生活。

但妊娠最好在术后 2～3 年。因为过早怀孕，一方面会增加母亲的心脏负担，另一方面由于临产时母亲的血液系统处于高凝状态，容易发生血栓栓塞。此外，是否可以妊娠还取决于术后心功能的恢复状况。如术后心功能属于 I 级者可以妊娠；心功能 II 级者应慎重考虑是否妊娠。妊娠后应密切观察，如出现心脏负担过重现象，即终止妊娠，以免发生心力衰竭。心功能 III 至 IV 级者应实行避孕或绝育措施。对于已经允许妊娠的妇女，也要特别注意围生期保健：常用口服抗凝药物有时可引起胎儿畸形，必要时怀孕前 3 个月可选用肝素代替华法林抗凝（因为肝素的分子量大，不能通过胎盘，可以避免影响胎儿发育）。妊娠期间孕妇的血液处于高凝状态，有可能引起出血或栓塞危险，所以在妊娠期间应勤查凝血酶原时间，根据情况及时调整抗凝药剂量。注意口服避孕药、雌激素等可以对抗华法林的作用，服用时应加强抗凝监测。

孕妇应根据情况，在预产期前 1～3 个月选择住院，以防早产，并停用抗凝药物。若未停用抗凝药物者，或需要采用剖宫产的妇女，在出现宫缩时或术前使用维生素 K 对抗抗凝药物。分娩或术后 24～48 小时后，如无出血情况，应恢复抗凝治疗。由于华法林在乳汁中以非活性代谢产物形式存在，因此冠状动脉搭桥术后哺乳期妇女服用华法林对婴儿来说是安全的。

33. 心力衰竭患者能做冠状动脉搭桥吗

冠心病引起的心力衰竭通常是可以进行介入治疗或冠

状动脉搭桥治疗的。通过治疗重建冠状动脉血供,对大部分患者能达到根本治疗和对病因治疗的目的。据报道,术后 95%患者心力衰竭症状明显缓解,术前扩大的左心室可以缩小。

34. 冠状动脉搭桥后续治疗和养护有哪些

心脏搭桥手术只是冠心病治疗的第一步,但其后续治疗和养护也是至关重要的。这不仅是保持和提高移植血管桥远期通畅率,维护术后良好心脏功能,预防冠状动脉血管的再狭窄所必需的,也是提高远期生存率,降低相关疾病的发生所必不可少的。具体的讲后续治疗和养护主要是围绕以下 4 个方面:合理的药物治疗;冠心病相关危险因素的控制;生活习惯的改变及定期检查。

(1)术后合理的药物治疗:一般来讲,需要服用抗血小板药物、β受体阻滞药、血管紧张素转化酶抑制药、血管紧张素 II 受体阻滞药、硝酸酯制剂、降压药、降低血脂药物和降低血糖药物等,最迟每 6 个月调整 1 次。具体情况如下。

①抗血小板药物,如阿司匹林、氯吡格雷等。抗血小板治疗对于保持和提高移植血管桥远期通畅率至关重要,需要终身服用。如果患者因为胃肠问题不能服用阿司匹林,可以改用氯吡格雷。

②β受体阻滞药,如美托洛尔、阿替洛尔等,其中美托洛尔偏重降血压,阿替洛尔偏重降低心率。搭桥术后最好将心率控制在 60～80 次/分,过快的心率不仅对患者不必要,

而且会增加心肌耗氧量,诱发心肌缺氧缺血,导致心绞痛。由于β受体阻滞药对提高患者远期生存率有巨大帮助,一般建议所有患者终身服用,特别是对有过急性心肌梗死和急性冠状动脉综合征病史,以及左心功能不全的患者,应用的意义更大。

③血管紧张素转化酶抑制药,如卡托普利或依那普利等。由于血管紧张素转化酶抑制药除了有降压作用外,还有帮助心室重塑的作用,建议所有术后患者均应该常规服用,特别是对于左心室射血分数值<40%,或者有高血压,糖尿病,慢性肾功能不全的患者。对于不能应用血管紧张素转化酶抑制药的患者,可以改用血管紧张素Ⅱ受体阻滞药,即沙坦类药物,特别是有慢性心功能不全或心肌梗死后左心室射血分数值<40%的患者。

④硝酸酯制剂,如硝酸甘油、硝酸异山梨酯、5-单硝酸山梨醇、戊四硝酯(长效硝酸甘油)等。对于没有心绞痛患者术后可以服用3~6个月,不需要长期服用。对于有症状患者,经检查后无法进行介入或手术治疗的患者,需要长期服用。

⑤其他药物,如降压药、降低血脂药物和降低血糖药物,需要根据患者的具体情况选用。

(2)术后控制冠心病危险因素:冠心病的主要危险因素有高血压、高血脂、过度肥胖、高血糖、不良生活习惯和社会心理因素和家族遗传因素等。

①血压。冠状动脉搭桥术后患者的理想血压应该在130/80毫米汞柱以内,药物治疗以β受体阻滞药、血管紧张素转化酶抑制药、血管紧张素Ⅱ受体阻滞药、钙通道阻滞药

和利尿药为主,具体用药应听取高血压控制专家的意见。

②血脂。冠状动脉搭桥术后患者理想的血脂应该是低密度脂蛋白胆固醇<2.5毫摩/升,对于高危患者,低密度脂蛋白胆固醇应该<2毫摩/升。推荐所有患者术后常规降血脂治疗,即使术后早期血脂检查不高,也建议降血脂治疗。降血脂药物主要以他汀类为主,也推荐应用贝丁酸类和叶酸类,以及ω-3脂肪酸等,特别是对于不能应用他汀类药物的患者。在应用他汀类药物治疗过程中,应该观察肌肉组织和肝脏功能的变化情况。具体药物应听取内分泌专家意见。

③血糖。糖尿病患者术后应该常规抗糖尿病治疗,通过调整饮食,适当锻炼,并加用必要药物治疗,目标是将糖化血红蛋白控制在6.5%以下。具体治疗方案由糖尿病治疗专家帮助制定。

④体重。对于肥胖患者,术后初期的目标是通过调整饮食和适当增加运动量,将体重减少10%左右。长期的治疗目标是将体重指数控制在25以下,同时男性腰围要<90厘米,女性<80厘米。

(3)调整生活习惯

①首先是停止主动和被动吸烟。

②以低钠、低脂、低糖饮食为主,适当摄入蛋白质,多吃绿色蔬菜和新鲜水果。食物的烹调方式也很重要。在烹调动物性食品中,绝对避免油炸。较适宜的方法是蒸和烤,这样才能使食物中的油脂滴出。

③轻症患者术后住院期间就可以开始活动锻炼,重症患者要等临床表现平稳后开始。建议每日做30~60分钟中

等强度的有氧锻炼,或者至少每周锻炼 2 天。

④忌食用兴奋神经系统的食物,如酒、浓茶、咖啡等。咖啡因会增加体内的胆固醇。

⑤调整心态,积极乐观生活非常重要。

⑥推荐每年注射流感疫苗。

(4)定期做检查

①对于没有心绞痛患者,可以做常规体格检查(如心率、心律、血压,心脏听诊等),心电图,血液生化检查(包括血脂、血糖、肝肾功能、心肌酶等指标),糖化血红蛋白,心脏彩色超声检查等。

②对于有心绞痛患者,需要做心脏螺旋 CT、心脏负荷超声、心肌核素扫描,以及冠状动脉造影检查等。

35. 冠状动脉搭桥术后的食疗方有哪些

中医学认为,不同颜色和滋味的食物对五脏有不同的亲和作用,即五色五味入五脏。五色五味的营养搭配均衡合理,则有利于五脏的协调平衡,如失于合理,又是致病的原因之一。《素问·生气通天论》曰:"阴之所生,本在五味,阴之五宫,伤在五味。"说明饮食五味对人体具有"养"和"伤"的双重作用:一方面,饮食五味调和,化生精微,滋养五脏和整个机体;另一方面,饮食五味失调,就会损伤五脏,使阴阳失衡,导致疾病发生,久而久之就可导致严重的后果。所以,注重膳食平衡,对冠心病患者及搭桥治疗后的防治具有积极意义。现介绍有关对冠心病患者及搭桥治疗后患者切实有效的常用食疗方如下:

(1)菊楂决明饮:菊花 3 克,生山楂片、决明子各 15 克,用沸水泡半小时后饮用。

(2)双耳汤:白、黑木耳各 10 克,泡发后洗净,加水、冰糖隔水炖 1 小时后食用。

(3)大蒜粥:紫皮大蒜 30 克,去皮,放入沸水中 1 分钟后捞出,用粳米 100 克放入蒜水中煮成稀饭,将蒜放入粥中煮片刻,早晚温服食。

(4)山楂饮:山楂 30～40 克,或新鲜山楂 60 克煎水代茶饮。

(5)柏子仁炖猪心:柏子仁 10～15 克放猪心内,隔水炖熟食,3 天 1 次。适用于心悸怔忡者。

(6)何首乌粥:制何首乌 30～60 克,用砂锅煎浓汁,与粳米 100 克,大枣 3 枚同煮粥,加冰糖少量,早晚餐服食。

(7)红豆根茶:红豆根 9 克,绿茶 3 克。将 2 味制成粗末,沸水冲泡,加盖闷 10 分钟。代为茶饮,不拘时,每日 1 剂。活血化瘀,防治冠心病与心绞痛等。

(8)海参炖大枣:海参 30 克,大枣 5 枚。海参炖烂,加大枣及适量的冰糖再炖 15～20 分钟,每日晨起空腹服。

(9)胆汁绿(黑)豆:猪胆汁 200 克,绿豆 200 克。将猪胆汁和绿豆拌均匀,烘干研末,加红糖 50 克备用。每次 6 克,每日 2 次,热水冲服;或者在猪胆囊内装满黑豆,上屉蒸熟,晒干备用。每次 20～30 粒,每日 2 次,连续服用 20～30 日。

(10)豆腐荠菜炖香菇:嫩豆腐 200 克,荠菜 100 克,红萝卜 25 克,水发香菇 25 克,熟竹笋 25 克,水面筋 25 克。配以精盐、味精、姜末、湿淀粉、鲜汤、香油、生油制成。常可作为高血压、高脂血症、冠心病、动脉硬化症及肾炎水肿、乳糜尿等病患者的营养保健和辅助治疗的汤菜。

36. 冠心病患者高寿的日常秘籍有哪些

冠心病患者只要坚持采取科学的生活方式,认真做好自我保健,不但会使病情得到改善,防止猝死的发生,而且也可以和健康人一样享有高寿。那么,冠心病患者每一天的生活应当如何安排呢?

(1)起床:宜缓不宜急。应先慢慢坐起来,稍活动一下,再缓缓地下床,从容地穿衣。如动作过急,可引起心率和血压较大的波动。

(2)饮水:经过一夜的体内代谢,血液黏稠度增高,是脑血栓和心肌梗死的诱发因素。晨起即饮一杯白开水,或喝杯牛奶、豆浆,可稀释血液,又可保持血液中的代谢废物尽快排出体外。最好的饮料是白开水和茶,含糖及有添加剂的饮料不可多喝。

(3)洗漱:宜用温水,尤其是在冬季,骤然冷水刺激可致血管收缩而使血压升高。寒冷刺激也是心绞痛发作常见的诱因。

(4)晨练:冠心病患者适当锻炼可改善病情,但运动的项目应柔和,如太极拳、健身操、散步、慢跑等,时间不宜过长。运动强度以每分钟心率不超过 120～130 次为宜。若在运动中出现心慌、胸闷或头晕时,应立即中止。

(5)大小便:排便时切忌急于排空而用力屏气,用力过猛可使血压骤升而诱发意外。患者应学会排便时的自我放松，轻轻用力。排便体位应取坐式，不宜蹲式，如厕时不可反关卫生间房门，便后不要骤然站起，双手拄膝，缓缓起立。

(6)一日三餐：原则是宜清淡，富含优质蛋白。蛋白质的摄入量每日每千克体重不少于1克。多吃植物油，少吃荤油。新鲜蔬菜不可少。饭菜做得可口，软烂一些，以便容易消化吸收。少吃或不吃油炸、生冷和粗糙食品。血脂高、偏胖者，应适当限制高脂肪和高热量食物。病情较重伴有水肿、尿少者，应严格限食盐。一日三餐的分配和健康人一样，早餐要吃好，午餐要吃饱，晚餐要吃少。尤其是晚餐，切不可吃得过饱，以免加重心脏负担，使病情加重。

(7)外出：尽量不乘公共汽车，过度拥挤和嘈杂可致血压升高，心率加快。距离不远，最好步行。出门的时间要宽裕一些，以免赶急路。

(8)午休：每日午饭后最好睡上半小时至1小时，即使不睡也要小憩一会儿。坚持午休有助于血压保持稳定，对心脏功能差者尤为必要。

(9)晚间活动：晚饭后稍坐一会儿，可走出家门到幽静地方散步半小时左右。如有家人陪伴更好，这样会使身心都处于放松状态。

电视和某些娱乐活动对冠心病患者具有一定的危险。看电视应有选择，可看一些内容轻松愉快的节目，不要看惊险恐怖的片子和竞争激烈的体育节目，音量宜小些，持续时间不要超过2小时。不论是看什么节目，都不要过于认真而“目不转睛”，每看半小时，活动一下身体。不宜打麻将、甩扑克，更不能参加赌博或通宵达旦地玩乐，这对冠心病患者是致命的游戏。有亲友来访，也不宜与其高谈阔论，或彻夜长谈。长时间高声谈话或过于激动可使血压显著升高,亦会影响睡眠。

(10)服药:服降压药不宜过晚。一般认为晚上不宜服降压药,以上午服用为宜。剂量一定要按医嘱,不能自作主张随便更换药物和改变剂量。

(11)洗澡或洗脚:洗澡时水温不宜过高,也不宜在浴池内浸泡时间过久,以免诱发意外。病情较重的,洗澡时应有亲人陪护。每日临睡前可用热水洗脚,同时按摩双脚和下肢,有助于改善下肢血液循环,降低血压。

(12)睡眠:睡前10分钟应安静或听一会儿轻松优美的音乐。冠心病患者床边应备好保健盒。被子不宜太厚,室内要注意空气流通。患者不应独睡一室,以免夜间出事无人照料。每晚至少应睡足7~8小时。

(13)性生活:体质较好,病情又不严重的冠心病患者可以过性生活,适宜的性生活对患者有益无害。但血压高于180/120毫米汞柱或近期有心绞痛发作,或处于心肌梗死恢复期,在并发心力衰竭尚未控制时,应暂停过性生活。即使可以过性生活的冠心病患者,在性生活中动作也宜轻柔,宜缓不宜急,宜短不宜长,切忌过分猛烈和过度兴奋,以防发生不测。

(14)自我保健:冠心病患者自我保健很重要,但要克服两种错误的观念:一是有人认为多吃一些滋补品能保健身体;另一种人认为多吃一些营养好的食品就是保健身体。这些观念虽然说有一些道理,但应当掌握个人的适应证,体弱者当然要补,但不能盲目地去补。

37. 什么是冠心病的一级预防

冠心病的一级预防是指对没有冠心病的人群进行危险因素的干预,目的是防止动脉粥样硬化的发生和发展。公认的冠心病危险因素包括男性、有过早患冠心病的家族史(父母兄弟在 55 岁之前患心肌梗死或突然死亡)、吸烟(≥10支/日)、高血压、高密度脂蛋白胆固醇经反复测定仍<0.9毫摩/升(35 毫克/分升)、糖尿病、有明确的脑血管或周围血管阻塞的既往史、重度肥胖(超重≥30%)。上述危险因素除性别和家族史不可逆转外,其他危险因素都可以治疗或预防。因此,如果能采取有效的一级预防措施,则可推迟动脉粥样硬化的到来,减少冠心病的发生。

高危者指低密度脂蛋白胆固醇水平明显增高或中度增高并伴有其他冠心病危险因素(高胆固醇、高密度脂蛋白胆固醇太低<0.9毫摩/升)、低密度脂蛋白胆固醇太高(>160毫克/分升)、高血压、吸烟、糖尿病、男性>45 岁、女性>55岁、有早发性冠心病家族史者。为减低血胆固醇水平,要戒烟,控制血压和减轻体重等。

中度危险者指高水平低密度脂蛋白胆固醇,无其他危险因素者。危险相对较高,但近期内不会有发生冠心病的危险。该类人群数量大,多为青年和中年男女。

有人认为,动脉粥样硬化到了晚期才开始降低胆固醇,冠心病的危险仍能降至基线水平,这是不正确的。从美国年龄标化冠心病,推测发病率降低与胆固醇及饱和脂肪酸摄入减少而使血胆固醇减低有关,推测年龄>40 岁,总胆固醇下降 10％,冠心病危险降低 50％;年龄＞50 岁,总胆固醇下降 10％,危险下降 39％;年龄＞60 岁,总胆固醇下降 10％,危险下降 27％。中年人轻度降低胆固醇并维持终身,是十分有效降低冠心病危险的预防措施。如果从儿童期开始有效预防,在他们成为老年人时,冠心病的发病率有可能大大降低。主要预防措施如下。

(1)控制高血压:在我国,高血压的发病率及吸烟率均较高,因此对高血压的防治就显得格外重要。对高血压病患者应饮食清淡,防止食盐过多,多吃蔬菜、豆类等含钾高的食物及含钙高的食物,避免饮酒和肥胖,并适当运动,保持精神愉快。在选择降血压的药物时,要注意控制其他危险因素,如高血脂、高血糖、纤维蛋白原升高及心电图不正常,这样就可收到对高血压防治的最佳效果,不仅使血压降到正常,还可使冠心病的发病率下降。

(2)降低血脂:一项降低胆固醇预防冠心病的临床试验表明,冠心病危险因素的下降直接与血胆固醇水平降低幅度的大小和持续时间的长短有关。较长时间的维持胆固醇于理想的水平,可达到预防冠心病的发病或不加重冠心病的目的。因此应广泛开展卫生宣传,预防人群中血脂升高。告知群众应知道自己的胆固醇值,以便根据自己的胆固醇水平,在生活中采取正确的措施。在膳食结构上,要保持传统的低脂肪、多青菜、素食为主的优点,改变低蛋白、低钙、高盐的缺点,使人群中总胆固醇水平保持在 5.2 毫摩/升以下,对总胆固醇水平在 6.24 毫摩/升以上者,应在医生指导下采取药物和非药物两种降脂措施。

(3)戒烟:据调查,我国吸烟人数为 2.9 亿～3.1 亿,尚有 2.2 亿人为被动吸烟。有研究表明,25 岁的人每日吸烟 1～9 支,减寿 4.6 年;10～19 支减寿 5.5 年;20～29 支 6.2 年;40 支以上者减寿 8.3 年。因此,世界卫生组织提出:"要吸烟,还是要健康?"号召戒烟。戒烟的关键是毅力,虽也可配合药物和针灸,但成败仍取决于决心和意志。

(4)增加体力活动:运动是最有效的健康手段。活动身体的节律性运动如步行、上楼、跑步、骑自行车、游泳等比其他种类活动有益处。如能每日或至少隔日做 20～30 分钟的中等程度的活动(达极量的 50%～70%)就能有效地增强心功能。

(5)调节 A 型性格:A 型性格具有时间紧迫感、争强好胜、易激怒、缺乏耐心等特点。美国西部合作研究表明,A 型性格者冠心病发病率 2 倍于 B 型。所以,A 型性格的人宜针对性地采用心理调整、养生功、太极拳等方法加以调整。

(6)心理因素:保持乐观情绪,避免忧伤;控制激动和急躁情绪,回避激怒刺激环境;消除紧张感,科学地处理日常事务。

38. 什么是冠心病的二级预防

冠心病的二级预防是对冠心病早期的患者而言。就是对已经发生了冠心病的患者早发现、早诊断、早治疗,目的是改善症状、防止病情进展、改善预后,防止冠心病复发。冠心病二级预防的主要措施一个是寻找和控制危险因素;另一个是可靠持续的药物治疗。

(1)已有冠心病者,应积极治疗危险因素。

①饮食。既要避免高脂肪饮食,又要确保满足人体的各种营养素,防止营养不良。

②生活起居。生活要有规律,睡眠时间合理,防止睡眠不足。

③个人习惯。吸烟和酗酒是会导致和加重冠心病的。从预防角度来看,特别是年轻人,应远离这些不良习惯。

④应重视基础病变的治疗。如高血压、糖尿病、肥胖、高血脂等,要积极进行治疗。

(2)预防心脏病发作

①不要超食;减少胆固醇、脂肪和糖分的摄取量;多吃含有大量水果和蔬菜的均衡饮食;通过适当饮食和运动除去多余的脂肪;不要给心脏带来不必要的负担。

②不要吸烟。

③增加活动,让生活充满活力,多走动,爬楼梯而不乘电梯,定时运动。

④应对精神压力,寻求各种途径来缓解生活上的压力,可以培养嗜好或通过运动放松日常生活中的紧张情绪,控制高血压、高胆固醇和糖尿病,定时检查身体并遵照医生的指示去做。

(3)药物预防措施:如果冠心病已经发生,尚未出现引起自己注意的症状,而早期发现、早期治疗,可有效阻止病变的进一步发展。二级预防提倡有效药物、有效剂量。吃吃停停,停停吃吃,是冠心病二级预防的禁忌,不但效果不好,而且更危险。冠心病二级预防一般指的是 A、B、C、D、E。

A:一般指长期服用阿司匹林和血管紧张素转化酶抑制药(ACEI)。前者具有抗血小板凝集作用,可减少冠状动脉内血栓形成;后者可改善心脏功能,减少心脏重塑、变形,对合并有高血压、心功能不全者更有帮助。

B:应用β受体阻滞药和控制高血压。目前已证实,若无禁忌证的心肌梗死后患者使用β受体阻滞药,可明显降低心肌梗死复发率、改善心功能和减少猝死的发生。控制高血压,对防治冠心病的重要性是众所周知的。一般来讲,血压控制在 130/85 毫米汞柱,可减少冠心病的急性事件,且可减少高血压的并发症,如脑卒中、肾功能损害和眼底病变等。

C:降低胆固醇和戒烟。众所周知,胆固醇增高是引起冠心病的罪魁祸首,血清胆固醇增高应通过饮食控制和适当服用降脂药如他汀类药(如辛伐他汀、来适可、普伐他汀等),把胆固醇降到 4.6 毫摩/升以下,这样可大大降低心肌梗死的再发率。最近通过循证医学研究证实,心肌梗死后患者即使血清胆固醇正常也要服降脂药,尤其是他汀类药,这样就能大大降低急性冠状动脉事件的发生率。因此,凡是心肌梗死患者无论血清胆固醇增高还是正常,都要长期服用降脂药。

D:控制饮食和治疗糖尿病。冠心病从某种意义上来说是没有管好嘴吃出来的。每日进食过多富含胆固醇的食物(如肥肉、动物内脏、蛋黄等)是促发冠心病的最大危险因素。因此,心肌梗死后的患者应当远离这些高胆固醇食物,提倡饮食清淡,多吃鱼和蔬菜,少吃肉和蛋。

糖尿病不仅可以引起血糖增高,也是引起脂质紊乱的重要原因。在同等条件下,糖尿病患者的冠心病患病率比血糖正常者要高出 2~5 倍。由此可见,控制糖尿病对冠心病患者是何等重要。

E：教育和体育锻炼。冠心病患者应学会一些有关心绞痛、心肌梗死等急性冠状动脉事件的急救知识，如发生心绞痛或出现心肌梗死症状时，可含服硝酸甘油和口服阿司匹林等，别小看这些简单方法，这可大大减轻病情和降低病死率。心肌梗死后随着身体逐渐康复，可根据各自条件在医生指导下，适当参加体育锻炼及减肥。这样不仅可增强体质，也是减少冠心病再发心肌梗死的重要举措。

39. 什么是冠心病的三级预防

冠心病的三级预防是预防冠心病的恶化及并发症的发生，是指重病抢救，预防或延缓冠心病慢性并发症的发生和发展，如果不注意保健冠心病很容易并发心肌梗死和心力衰竭而危及生命。其中包括康复治疗。冠心病的三级预防主要是指不稳定心绞痛的治疗和急性心肌梗死治疗。因为，不稳定心绞痛是稳定心绞痛和心肌梗死之间的中间状态，它包括除稳定性心绞痛以外的劳累性心绞痛和自发性心绞痛，其中恶化型心绞痛和自发性心绞痛又称为"梗死前心绞痛"。目前在相当多的老百姓中间存在着 3 个误区：一是忽略心肌梗死的紧急信号——胸痛。因为心肌梗死的发生常常在后半夜至凌晨，患者往往因不愿意叫亲属而等天亮，坐失良机。二是一向没病、没有胸痛的患者突发胸痛时，以为胃痛，挺挺就过去了，这一挺把命挺没了。三是心肌梗死发生在白天时，患者也去了医务室，基层医疗单位顾虑转诊有危险未将其转到有条件的大医院，使宝贵的"时间窗"终于关闭。因此，有胸痛要尽快呼叫急救系统，要去有抢救条件的大医院。由于不稳定心绞痛多由粥样硬化斑块破裂和（或）粥样斑块出血，以及附壁血栓所造成的，因此除二级预防中谈到的强化治疗外，还需采取抗凝、溶栓疗法。肝素及抗血小板制剂，如阿司匹林对抗血小板黏附和聚集，对不稳定心绞痛有肯定的疗效，有预防心肌梗死或再梗死的作用。另外，慢性心力衰竭是从患心肌梗死 10～15 年后的一个常见归宿，因为慢性心力衰竭预后差，花费巨大，已成为全球最沉重的医疗负担。目前对慢性心力衰竭有很多新的方法，慢性心力衰竭的用药需逐步调整剂量。因此，早期诊断和早期治疗常可预防并发症的发生，使患者长期能过上接近正常人的生活。

三级预防措施的重点是预防心肌梗死的并发症及预防再梗死。冠心病患者实行有计划的合理治疗和积极的自我保健相结合的对策是：做好饮食调养、体育运动及药物预防，是防止冠心病病情复发和恶化的关键，也是三级预防的关键。

附录　冠心病临床检查项目

附表 1　尿液常规检查

项　目		代　号	正常值	临床意义
尿十项检查	酸碱度	pH	4.5～7.5	↑代谢性碱中毒,呼吸性碱中毒 ↓代谢性酸中毒,如发热、肾炎、糖尿病等
	尿比重	SG	1.010～1.030	↑急性肾炎、脱水、糖尿病 ↓肾盂肾炎、肾损害、慢性肾衰竭等
	尿　糖	GLU	阴性	阳性:糖尿病、甲状腺功能亢进、肾上腺皮质功能亢进
	尿蛋白	PRO	阴性	阳性:肾炎、肾盂肾炎、肾病综合征、肾结核、多囊肾及尿道疾病
	隐　血	BLD	阴性	阳性:肾炎、肾盂肾炎、尿道炎及其他原因引起血尿
	胆红素	BIL	阴性	阳性:多见于肝胆疾病
	酮　体	KET	阴性	阳性:糖尿病酸中毒、严重脱水、中毒性休克、饥饿等
	亚硝酸盐	NIT	阴性	阳性:多见于尿路感染等
	尿胆素元	UBG (LIRD)	阴性	阳性:溶血性黄疸、肝细胞功能损害等
	白细胞	LEU	无	阳性:多见于泌尿系感染等

项　目	代　号	正常值	临床意义
镜下检查 红细胞数	URBC	男≤2个/高倍视野 女≤3个/高倍视野	↑各种肾炎、肾结核、肾结石、肾肿瘤、感染、出血性疾病等
白细胞数	UWBC	男≤2个/高倍视野 女≤5个/高倍视野	↑多见于肾盂肾炎、肾炎、肾结核、膀胱炎等
管　型		无	↑多见各种肾炎、肾小管损伤、肾功能不全等
其他特殊检查 纤维蛋白降解产物	FDP	阴性	阳性:慢性肾炎、肾衰竭
尿蛋白定量	Utp	<150毫克/24小时	>1克/24小时,见于各种肾小球疾病、肾动脉硬化、心力衰竭等
β₂-微球蛋白	β₂-MG	97～159微克/升	↑肾小管病变、糖尿病肾病 ↓急慢性肾炎、肾病综合征
β₂-微球蛋白尿蛋白比	β₂-MG/CAlb	1∶250	↑肾小管疾病 ↓肾小球疾病
位相镜检(红细胞形态)	PCM	正常	变形、受损、肿胀、破碎≥3种以上,或畸形红细胞≥80%以上为肾源性血尿;两种以下者为非肾源性血尿

附表 2　血液常规检查

项　目	代　号	正常值	临床意义
白细胞计数	WBC	$(4\sim10)\times10^9$/升	↑急性感染、尿毒症、恶性肿瘤、白血病等 ↓某些传染病、再生障碍性贫血等
红细胞计数	RBC	男$(4.5\sim5.5)\times10^{12}$/升 女$(3.5\sim5.0)\times10^{12}$/升	↑真性红细胞增多症、缺氧、严重烧伤、严重脱水等 ↓贫血、失血、白血病等
血红蛋白	HGB	男 120～160 克/升 女 110～150 克/升	↑真性红细胞增多症、代偿性红细胞增多、慢性心肺疾病、脱水等 ↓各种贫血等
血细胞比容	HCT	男 0.42～0.49 女 0.37～0.43	↑休克、外伤、烧伤及真性红细胞增多症 ↓伴有稀血症时、过量输液
平均红细胞体积	MCV	93.28±9.8 飞升	↑大红细胞性贫血 ↓小红细胞性贫血;≤72 飞升,则为肾源性血尿(伴有血尿者)
平均红细胞血红蛋白量	MCH	29.36±3.43 皮克	↑高血色素性贫血 ↓低血色素性贫血
平均红细胞血红蛋白浓度	MCHC	320～360 克/升	↑严重呕吐腹泻、心脏代偿功能不全、真性红细胞增多症 ↓小细胞低色素性贫血

续表

项　目	代　号	正常值	临床意义
血小板	PLT	(100～300)×10⁹/升	↑慢性白血病早期、脾切除术后、真性红细胞增多症 ↓再生障碍性贫血、急性白血病、脾功能亢进、原发性血小板减少性紫癜
淋巴细胞	L	0.2～0.3	↑传染病、感冒、淋巴瘤 ↓传染病急性期、细胞免疫缺陷
嗜酸粒细胞	E	0.005～0.05	↑过敏性疾病及寄生虫病 ↓伤寒、副伤寒、手术后、急性心肌梗死等
中性粒细胞	N	0.5～0.7	↑细菌感染、严重心脏出血 ↓病毒感染、原虫感染、脾功能亢进、再生障碍性贫血等
红细胞沉降率（血沉）	ESR	男 0～15 毫米/小时 女 0～20 毫米/小时	↑风湿活动、活动性肺结核、恶性肿瘤、急性感染、慢性肾炎、严重贫血等

附表3 血液生化系列检查

项 目		代 号	正常值	临床意义
肝 功 能	总蛋白	TP	60～80 克/升	↑重度脱水、血液浓缩、多发性骨髓瘤 ↓肝硬化、中毒性肝炎、严重出血、营养不良、肾病综合征等
	白蛋白	ALB	38～48 克/升	↑脱水及血液浓缩 ↓肝硬化、肾病综合征、营养不良等
	球蛋白	GLB	20～30 克/升	↑慢性肝炎或肝硬化、风湿热、红斑狼疮、多发性骨髓瘤 ↓γ球蛋白缺乏症
	丙氨酸氨基转移酶	ALT (GPT)	0～40 单位	↑肝脏疾患,如急性肝炎、肝硬化、肝癌、中毒性肝炎及急性胰腺炎等
	总胆红素	TBIL	5.13～17.1 微摩/升	↑各型黄疸、各种肝胆疾病 ↓再生障碍性贫血
肾 功 能	肌 酐	Cr	35～144 微摩/升	↑急性肾功能不全或慢性肾功能不全 ↓贫血、白血病、进行性肌萎缩
	尿素氮	BUN	3.2～7.1 毫摩/升	↑肾功能不全、严重心力衰竭、休克、消化道出血、食入蛋白过量 ↓急性黄疸性肝萎缩、中毒性肝炎
	尿 酸	UA	200～390 微摩/升	↑急性肾炎、肾功能不全、肾结核、肾盂肾炎、白血病等 ↓乳糜泻、恶性贫血等
电 解 质	血 钾	K	3.5～5.3 毫摩/升	↑肾衰竭、肾上腺皮质功能减退、大量组织破坏、尿少等 ↓摄入钾少、丢失钾多、过量利尿药、糖尿病酸中毒用胰岛素后、肾上腺皮质功能亢进等

项目		代号	正常值	临床意义
电 解 质	血钠	Na	135～148 毫摩/升	↑多量补钠,醛固酮增多症、肾上腺皮质功能亢进 ↓肾上腺皮质功能减退、呕吐、腹泻、出大汗等
	血钙	Ca	2.18～2.93 毫摩/升	↑甲状腺功能减退、甲状旁腺功能亢进、骨髓瘤 ↓甲状旁腺功能不全、维生素 D 摄入不足、血清蛋白减少性疾病
	血氯	Cl	98～107 毫摩/升	↑肾功能不全、呼吸性碱中毒 ↓严重失水,如腹泻、呕吐、饥饿等
	血磷	P	0.72～1.34 毫摩/升	↑甲状旁腺功能减退、肾功能不全 ↓磷吸收不良、骨质软化症等
	血镁	Mg	0.8～1.2 毫摩/升	↑急性肾衰竭、尿毒症、甲状腺功能低下、关节炎、急性肝炎 ↓长期禁食、吸收不良、严重呕吐、甲状腺功能亢进、急性胰腺炎、心肌梗死等
其 他	二氧化碳结合力	CO_2CP	23～31 毫摩/升	↑呼吸性酸中毒或代谢性碱中毒 ↓代谢性酸中毒或呼吸性碱中毒
	血糖	GLU	3.9～6.1 毫摩/升	↑胰岛素不足、糖尿病、甲状腺功能亢进、肾上腺皮质增多症 ↓胰岛素过多、饥饿、严重肝病、甲状腺素不足
	纤维蛋白降解产物	FDP	<10 毫克/毫升	↑纤溶亢进、弥散性血管内凝血、白血病、慢性肾炎、肾衰竭等

附表4 血脂检查

项 目	代 号	正常值	临床意义
三酰甘油	TG	0.34～1.71毫摩/升	↑动脉粥样硬化、肾病综合征、糖尿病、甲状腺功能低下、心肌梗死、胰腺炎等
总胆固醇	TC	3.8～6.7毫摩/升	↑糖尿病、肾病综合征、甲状腺功能低下、肝硬化、动脉硬化 ↓急性感染、溶血性贫血等
高密度脂蛋白胆固醇	HDL-C	＞1毫摩/升	↑对心脑血管起保护作用 ↓冠心病、动脉粥样硬化、糖尿病、肝脏损害、肾病综合征等
低密度脂蛋白胆固醇	LDL-C	＜3.12毫摩/升	↑动脉粥样硬化、与冠心病发病呈正相关
脂蛋白α	Lp(a)	＜300毫克/升	↑缺血性脑血管疾病、心肌梗死、外科手术后、急性创伤、炎症、肾病综合征、尿毒症、除肝癌外的恶性肿瘤等 ↓肝脏疾病
磷脂	PL	1.3～3.2毫摩/升	↑常见于胆汁淤积、原发性胆汁淤积性肝硬化、高脂血症、脂肪肝、肾病综合征等
游离脂肪酸	FFA	0.4～0.9毫摩/升	↑糖尿病、甲状腺功能亢进、肢端肥大症、库欣综合征、肥胖、重症肝疾病、急性胰腺炎等 ↓甲状腺功能低下、胰岛素瘤、脑垂体功能减低、艾迪生病

附表 5　血流变检查

项　目	代　号	正常值	临床意义
全血黏度		低切：男性 7.5～10，女性 5.8～8.1 高切：男性 5.6～6.7，女性 4.7～6.01	低切↑高血压病、脑血管意外、冠心病和心肌梗死等 低切↓贫血疾病 高切↑高血压病、脑血管意外、冠心病和心肌梗死等 高切↓贫血疾病
血浆黏度		男性 1.6～1.8 毫帕/秒；女性 1.65～1.95 毫帕/秒	↑血浆球蛋白和血脂增高的疾病，如多发性骨髓瘤、原发性巨球蛋白血症、糖尿病、高脂血症等
红细胞电泳时间		15～17.4 秒	↑红细胞及血小板聚集性增强，血液黏度增高，常见病有闭塞性脉管炎、心肌梗死、缺血性脑卒中、高血压等
红细胞聚集指数	RE	3.79～6.04	↑脑梗死、心肌梗死、血栓闭塞性脉管炎、高血压病、冠心病、肺心病、糖尿病、恶性肿瘤
纤维蛋白原		2～4 克/升	↑红细胞增多症、冠心病、糖尿病、高血压病、慢性支气管炎、脉管炎、肺心病、结缔组织疾病活动期、白血病等 ↓弥散性血管内凝血、重症肝炎、肝硬化、重症贫血、原发性纤维蛋白溶解症、恶性肿瘤、先天性低纤维蛋白原血症

附表 6　心肌酶谱检查

项　目	代　号	正常值	临床意义
肌酸激酶	CK	20～200 单位/升	心肌梗死 4～8 小时开始上升，16～36 小时达峰，2～4 天可恢复正常，CK 为急性心肌梗死早期诊断指标之一，增高程度与心肌受损程度基本一致。各种肌肉疾病，如进行性肌营养不良、多发性肌炎、严重肌肉创伤(如挤压综合征)，CK 明显增高；全身性惊厥、心肌炎、心包炎，CK 也可增高
肌酸激酶同工酶	CK-MB	0～25 单位/升	由于 CK-MB 在心肌中含量最高(25%～40%)，且急性心肌梗死发作 3.5 小时左右开始增高，16～24 小时达峰，2～3 天恢复正常。故 CK-MB 超过总 CK 的 6% 为心肌梗死早期诊断的特异指标。CK-MB 质量测定比活性测定更可靠，当 CK-MB 在 5～22 毫微克/毫升时，可能为急性心肌梗死早期或微小心肌梗死；CK-MB >22 毫微克/毫升时，结合临床表现及心电图可诊断心肌梗死。CK-MB 早达峰值者比晚达峰值者预后好

项 目	代 号	正常值	临床意义
乳酸脱氢酶	LDH	114～240 单位/升	急性心肌梗死发生后 6～12 小时开始增高,24～60 小时达峰,7～15 天恢复正常,用于急性特别是亚急性心肌梗死的辅助诊断。由于分布广泛,在各种急性相反应,如肝炎、肺梗死、恶性肿瘤、恶性贫血、休克时,LDH 增高;肿瘤转移所致的胸腹水中,LDH 也增高。常通过观察此酶是否正常,来除外组织器官损伤或对癌症化疗疗效观察
心肌肌钙蛋白	TnI、TnT	TnI＜0.03 微克/升 TnT＜0.5 微克/升	急性心肌梗死发作 6.5 小时后 TnI 值增高,11.2 小时达峰,可持续 4～7 天,其临床意义同 TnT。尤其对于肾衰竭患者的急性心肌梗死诊断没有假阳性(在肾衰竭时 TnT 与 CK-MB 可增高)当心肌梗死发作时间＞36 小时时,测定 TnI 更有意义。患者入院经 12 小时观察,CK-MB 和 TnI 持续阴性可除外心肌梗死
血清 α-羟丁酸脱氢酶	HBD	72～182 单位/升	主要是反映 LDH 活性,故心肌梗死时明显增高,且维持时间较长可达 2 周左右。
天门冬氨酸氨基转移酶	ALT	0～40 单位/升	↑心肌梗死早期、急性肝炎、慢性肝炎、中毒性肝炎、心功能不全、皮肌炎等

2014 年（甲午 马年 1 月 31 日始 闰九月）

1 月

一	二	三	四	五	六	日
		1 十一月	2 初二	3 初三	4 初四	5 小寒
6 初六	7 初七	8 初八	9 初九	10 初十	11 十一	12 十二
13 十三	14 十四	15 十五	16 十六	17 十七	18 十八	19 十九
20 大寒	21 廿一	22 廿二	23 廿三	24 廿四	25 廿五	26 廿六
27 廿七	28 廿八	29 廿九	30 三十	31 正月		

2 月

一	二	三	四	五	六	日
					1 初二	2 初三
3 初四	4 立春	5 初六	6 初七	7 初八	8 初九	9 初十
10 十一	11 十二	12 十三	13 十四	14 十五	15 十六	16 十七
17 十八	18 十九	19 雨水	20 廿一	21 廿二	22 廿三	23 廿四
24 廿五	25 廿六	26 廿七	27 廿八	28 廿九		

3 月

一	二	三	四	五	六	日
					1 二月	2 初二
3 初三	4 初四	5 惊蛰	6 初六	7 初七	8 初八	9 初九
10 初十	11 十一	12 十二	13 十三	14 十四	15 十五	16 十六
17 十七	18 十八	19 十九	20 二十	21 春分	22 廿二	23 廿三
24 廿四	25 廿五	26 廿六	27 廿七	28 廿八	29 廿九	30 三十
31 三月						

4 月

一	二	三	四	五	六	日
	1 初二	2 初三	3 初四	4 初五	5 清明	6 初七
7 初八	8 初九	9 初十	10 十一	11 十二	12 十三	13 十四
14 十五	15 十六	16 十七	17 十八	18 十九	19 二十	20 谷雨
21 廿二	22 廿三	23 廿四	24 廿五	25 廿六	26 廿七	27 廿八
28 廿九	29 四月	30 初二				

5 月

一	二	三	四	五	六	日
			1 初三	2 初四	3 初五	4 初六
5 立夏	6 初八	7 初九	8 初十	9 十一	10 十二	11 十三
12 十四	13 十五	14 十六	15 十七	16 十八	17 十九	18 二十
19 廿一	20 廿二	21 小满	22 廿四	23 廿五	24 廿六	25 廿七
26 廿八	27 廿九	28 三十	29 五月	30 初二	31 初三	

6 月

一	二	三	四	五	六	日
						1 初四
2 初五	3 初六	4 初七	5 芒种	6 初九	7 初十	8 十一
9 十二	10 十三	11 十四	12 十五	13 十六	14 十七	15 十八
16 十九	17 二十	18 廿一	19 廿二	20 廿三	21 夏至	22 廿五
23 廿六	24 廿七	25 廿八	26 廿九	27 六月	28 初二	29 初三
30 初四						

7 月

一	二	三	四	五	六	日
	1 初五	2 初六	3 初七	4 初八	5 初九	6 初十
7 小暑	8 十二	9 十三	10 十四	11 十五	12 十六	13 十七
14 十八	15 十九	16 二十	17 廿一	18 廿二	19 廿三	20 廿四
21 廿五	22 廿六	23 大暑	24 廿八	25 廿九	26 三十	27 七月
28 初二	29 初三	30 初四	31 初五			

8 月

一	二	三	四	五	六	日
				1 初六	2 初七	3 初八
4 初九	5 初十	6 十一	7 立秋	8 十三	9 十四	10 十五
11 十六	12 十七	13 十八	14 十九	15 二十	16 廿一	17 廿二
18 廿三	19 廿四	20 廿五	21 廿六	22 廿七	23 处暑	24 廿九
25 八月	26 初二	27 初三	28 初四	29 初五	30 初六	31 初七

9 月

一	二	三	四	五	六	日
1 初八	2 初九	3 初十	4 十一	5 十二	6 十三	7 十四
8 白露	9 十六	10 十七	11 十八	12 十九	13 二十	14 廿一
15 廿二	16 廿三	17 廿四	18 廿五	19 廿六	20 廿七	21 廿八
22 廿九	23 秋分	24 闰九月	25 初二	26 初三	27 初四	28 初五
29 初六	30 初七					

10 月

一	二	三	四	五	六	日
		1 初八	2 初九	3 初十	4 十一	5 十二
6 十三	7 十四	8 寒露	9 十六	10 十七	11 十八	12 十九
13 二十	14 廿一	15 廿二	16 廿三	17 廿四	18 廿五	19 廿六
20 廿七	21 廿八	22 廿九	23 霜降	24 初二	25 初三	26 初四
27 初五	28 初六	29 初七	30 初八	31 初九		

11 月

一	二	三	四	五	六	日
					1 初九	2 初十
3 十一	4 十二	5 十三	6 十四	7 立冬	8 十六	9 十七
10 十八	11 十九	12 二十	13 廿一	14 廿二	15 廿三	16 廿四
17 廿五	18 廿六	19 廿七	20 廿八	21 廿九	22 小雪	23 初一
24 初三	25 初四	26 初五	27 初六	28 初七	29 初八	30 初九

12 月

一	二	三	四	五	六	日
1 初十	2 十一	3 十二	4 十三	5 十四	6 十五	7 大雪
8 十七	9 十八	10 十九	11 二十	12 廿一	13 廿二	14 廿三
15 廿四	16 廿五	17 廿六	18 廿七	19 廿八	20 廿九	21 三十
22 冬至	23 初二	24 初三	25 初四	26 初五	27 初六	28 初七
29 初八	30 初九	31 初十				

2015 年（乙未 羊年 2 月 19 日始）

1 月

一	二	三	四	五	六	日
			1 十一	2 十二	3 十三	4 十四
5 十五	6 小寒	7 十七	8 十八	9 十九	10 二十	11 廿一
12 廿二	13 廿三	14 廿四	15 廿五	16 廿六	17 廿七	18 廿八
19 廿九	20 大寒 正月	21 二	22 三	23 四	24 五	25 六
26 七	27 初八	28 初九	29 十	30 十一	31 十二	

2 月

一	二	三	四	五	六	日
						1 十三
2 十四	3 十五	4 立春	5 十七	6 十八	7 十九	8 二十
9 廿一	10 廿二	11 廿三	12 廿四	13 廿五	14 廿六	15 廿七
16 廿八	17 廿九	18 三十	19 春节 正月	20 初二	21 初三	22 初四
23 初五	24 初六	25 初七	26 初八	27 初九	28 初十	

3 月

一	二	三	四	五	六	日
						1 十一
2 十二	3 十三	4 十四	5 十五	6 十六	7 十七	8 十八
9 十九	10 二十	11 廿一	12 廿二	13 廿三	14 廿四	15 廿五
16 廿六	17 廿七	18 廿八	19 廿九	20 三月	21 春分	22 初三
23 初四	24 初五	25 初六	26 初七	27 初八	28 初九	29 初十
30 十一	31 十二					

4 月

一	二	三	四	五	六	日
		1 十三	2 十四	3 十五	4 十六	5 清明
6 十八	7 十九	8 二十	9 廿一	10 廿二	11 廿三	12 廿四
13 廿五	14 廿六	15 廿七	16 廿八	17 廿九	18 三十	19 四月
20 谷雨	21 初三	22 初四	23 初五	24 初六	25 初七	26 初八
27 初九	28 初十	29 十一	30 十二			

5 月

一	二	三	四	五	六	日
				1 十三	2 十四	3 十五
4 十六	5 十七	6 立夏	7 十九	8 二十	9 廿一	10 廿二
11 廿三	12 廿四	13 廿五	14 廿六	15 廿七	16 廿八	17 廿九
18 四月	19 初二	20 初三	21 初四	22 初五	23 初六	24 初七
25 初八	26 初九	27 初十	28 十一	29 十二	30 十三	31 十四

6 月

一	二	三	四	五	六	日
1 十五	2 十六	3 十七	4 十八	5 十九	6 芒种	7 廿一
8 廿二	9 廿三	10 廿四	11 廿五	12 廿六	13 廿七	14 廿八
15 廿九	16 五月	17 初二	18 初三	19 初四	20 初五	21 初六
22 夏至	23 初八	24 初九	25 初十	26 十一	27 十二	28 十三
29 十四	30 十五					

7 月

一	二	三	四	五	六	日
		1 十六	2 十七	3 十八	4 十九	5 二十
6 廿一	7 小暑	8 廿三	9 廿四	10 廿五	11 廿六	12 廿七
13 廿八	14 廿九	15 三十	16 六月	17 初二	18 初三	19 初四
20 初五	21 初六	22 初七	23 大暑	24 初九	25 初十	26 十一
27 十二	28 十三	29 十四	30 十五	31 十六		

8 月

一	二	三	四	五	六	日
					1 十七	2 十八
3 十九	4 二十	5 廿一	6 廿二	7 廿三	8 立秋	9 廿五
10 廿六	11 廿七	12 廿八	13 廿九	14 七月	15 初二	16 初三
17 初四	18 初五	19 初六	20 初七	21 初八	22 处暑	23 初十
24 十一	25 十二	26 十三	27 十四	28 十五	29 十六	30 十七
31 十八						

9 月

一	二	三	四	五	六	日
	1 十九	2 二十	3 廿一	4 廿二	5 廿三	6 廿四
7 廿五	8 白露	9 廿七	10 廿八	11 廿九	12 三十	13 八月
14 初二	15 初三	16 初四	17 初五	18 初六	19 初七	20 初八
21 初九	22 初十	23 秋分	24 十二	25 十三	26 十四	27 十五
28 十六	29 十七	30 十八				

10 月

一	二	三	四	五	六	日
			1 十九	2 二十	3 廿一	4 廿二
5 廿三	6 廿四	7 廿五	8 寒露	9 廿七	10 廿八	11 廿九
12 九月	13 初二	14 初三	15 初四	16 初五	17 初六	18 初七
19 初八	20 初九	21 初十	22 十一	23 十二	24 霜降	25 十四
26 十五	27 十六	28 十七	29 十八	30 十九	31 二十	

11 月

一	二	三	四	五	六	日
						1 廿一
2 廿二	3 廿三	4 廿四	5 廿五	6 廿六	7 立冬	8 廿八
9 廿九	10 三十	11 十月	12 初二	13 初三	14 初四	15 小雪
16 初六	17 初七	18 初八	19 初九	20 初十	21 十一	22 十二
23 十三	24 十四	25 十五	26 十六	27 十七	28 十八	29 十九
30 二十						

12 月

一	二	三	四	五	六	日
	1 二十	2 廿二	3 廿三	4 廿四	5 廿四	6 廿五
7 大雪	8 廿七	9 廿八	10 廿九	11 三十	12 初二	13 初三
14 初四	15 初五	16 初六	17 初七	18 初八	19 初九	20 初十
21 十一	22 冬至	23 十三	24 十四	25 十五	26 十六	27 十七
28 十八	29 十九	30 二十	31 廿一			